Sudhakar Beeravelli
Swathi Polipilli
Kolapalli Venkata Ramana Murthy

Formulação e avaliação de vesículas furtivas carregadas com didanosina

Sudhakar Beeravelli
Swathi Polipilli
Kolapalli Venkata Ramana Murthy

Formulação e avaliação de vesículas furtivas carregadas com didanosina

ScienciaScripts

Imprint

Any brand names and product names mentioned in this book are subject to trademark, brand or patent protection and are trademarks or registered trademarks of their respective holders. The use of brand names, product names, common names, trade names, product descriptions etc. even without a particular marking in this work is in no way to be construed to mean that such names may be regarded as unrestricted in respect of trademark and brand protection legislation and could thus be used by anyone.

Cover image: www.ingimage.com

This book is a translation from the original published under ISBN 978-3-659-87248-8.

Publisher:
Sciencia Scripts
is a trademark of
Dodo Books Indian Ocean Ltd. and OmniScriptum S.R.L publishing group

120 High Road, East Finchley, London, N2 9ED, United Kingdom
Str. Armeneasca 28/1, office 1, Chisinau MD-2012, Republic of Moldova, Europe
Managing Directors: Ieva Konstantinova, Victoria Ursu
info@omniscriptum.com

Printed at: see last page
ISBN: 978-620-2-70200-3

ÍNDICE DE CONTEÚDOS:

EQUIPAMENTO UTILIZADO NO PRESENTE ESTUDO

1. Balança analítica (modelo: AX120, marca: Shimadzu, Japão)
2. Banho ultrassónico (M/s. Imaco Ultra Sonics, Índia)
3. Espectrofotómetro UV - Visível (Modelo: SL-210, Marca: Elico, Índia)
4. Agitador Remi-Magnetic (REMI-2MLH, Remi elektrotechnik limited, vasai, Índia)

MATERIAIS UTILIZADOS NO PRESENTE ESTUDO

1. 0.45pm Filtro Millipore (Millipore Millex - HV)
2. Membrana de diálise (HiMedia Laboratories Pvt Ltd. Mumbai)
3. Colesterol (Loba chemie Pvt. Ltd., Mumbai)
4. Dipalmitoil fosfatidil colina (Lipoid Inc, Alemanha)
5. Etanol (Qualigens Fine Chemicals, Mumbai)
6. Didanosina (Hetero ph armaceuticals, Hyderabad)
7. Polietilenoglicol 10000 (Loba chemie Pvt. Ltd., Mumbai)
8. Álcool polivinílico (Loba chemie Pvt. Ltd., Mumbai)
9. Di-hidrogenofosfato de potássio (Qualigens Fine Chemicals, Mumbai)
10. Hidróxido de sódio (Qualigens Fine Chemicals, Mumbai)
11. Span 60(Sigma chemicals U.S.A)
12. Ácido esteáricofLoba chemie Pvt. Ltd., Mumbai)

ABREVIATURAS

DDI	-	Didanosine
%EE	-	Percentage entrapment efficiency
µg	-	Microgram
µm	-	Micrometers
cm^2	-	Square centimeter
cm^3	-	Cubic centimeter
DPPC	-	Dipalmitoyl phosphatidyl choline
Fig.	-	Figure
hr (s)	-	Hour (s)
Kg	-	kilogram
mg	-	Milligram
min (s)	-	Minute (s)
mL	-	Milliliter
mV	-	millivolts
MPS	-	Mononuclear phagocytic system
nm	-	Nanometers
°C	-	Celsius
PEG	-	Polyethylene glycol
PVA	-	Poly vinyl alcohol
rpm	-	Revolution per minute

s.d.   -   Standard Deviation
UV   -   Ultra Violet
V   -   Volume
W   -   Weight

FINALIDADE E OBJECTIVO

Os sistemas vesiculares são um novo meio de administração controlada de medicamentos para aumentar a biodisponibilidade e obter um efeito terapêutico durante um período de tempo mais longo. As vesículas são partículas coloidais em que uma bicamada concêntrica constituída por moléculas anfifílicas envolve um compartimento aquoso. Constituem um meio útil de veículo ou de administração de fármacos hidrofóbicos, que estão associados à bicamada lipídica, e de fármacos hidrofílicos, que estão encapsulados no compartimento aquoso interior. Em geral, as vesículas constituídas por fosfolípidos naturais ou sintéticos são designadas por lipossomas, enquanto as constituídas por tensioactivos não iónicos (por exemplo, alquiléteres e alquilésteres) e colesterol constituem um sistema vesicular de tensioactivos não iónicos designado por niosomas

As vesículas são normalmente classificadas em duas categorias: vesículas clássicas e vesículas de longa circulação (VCL). O termo vesícula clássica (CV) tem sido utilizado devido à farmacocinética dependente da dose e à circulação de meia-vida curta, particularmente após a administração intravenosa de doses baixas. São rapidamente eliminadas pelos sistemas fagocíticos mononucleares (SPM), o que foi problemático nas primeiras tentativas de criar sistemas de administração de medicamentos para determinadas aplicações. As vesículas de longa circulação são formas modificadas das vesículas clássicas, formadas por revestimento de polímeros hidrofílicos, a fim de aumentar o tempo de permanência do fármaco no local de ação. No presente estudo, a superfície das vesículas pode ser modificada para melhorar as suas propriedades e a modificação mais notável é a incorporação de polímeros hidrofílicos, como o polietilenoglicol (PEG-10000) e o PVA, para evitar interações com as proteínas plasmáticas, retardando assim o reconhecimento e a remoção pelo sistema reticuloendotelial (RES).

A didanosina, selecionada como fármaco modelo, tem uma meia-vida baixa - 2 horas e uma biodisponibilidade baixa de 20-30%, quando administrada por via oral, a didanosina apresenta metabolismo hepático. Estes problemas podem ser ultrapassados através do carregamento do fármaco selecionado em vesículas de longa circulação utilizando vários polímeros hidrofílicos como (PEG 10000 e PVA) e administrados por via parentérica.

Os objectivos do presente inquérito são os seguintes:
1. Preparação de vesículas convencionais carregadas com didanosina (lipossomas e niosomas) utilizando o método de injeção de etanol.
2. Caracterização das vesículas em relação a vários parâmetros físico-químicos, como o teor de fármaco, a eficiência de aprisionamento, o tamanho das partículas, o potencial zeta e a libertação *in vitro*.
3. Determinação do tamanho das partículas, da eficiência de aprisionamento e do

perfil de libertação do fármaco *in vitro* das vesículas, seguido do revestimento das formulações optimizadas utilizando PEG-10000 e PVA para aumentar a meia-vida de circulação.

4. Caracterização dos VCL quanto ao teor de fármaco, eficiência de aprisionamento, tamanho das partículas, potencial zeta, FTIR e estabilidade das formulações.

5. Comparação do perfil de libertação dos VCL (lipossomas e niosomas) com o dos polímeros.

6. Estudos de estabilidade da formulação optimizada de LCV durante 3 meses.

1. INTRODUÇÃO

O requisito mais importante durante o tratamento ou diagnóstico de uma doença é obter o efeito máximo com uma dose mínima de agentes farmacêuticos. A distribuição do fármaco pelo corpo, incluindo o sangue, antes de produzir o efeito terapêutico ou de diagnóstico necessário no local da doença, é um fenómeno comum a qualquer agente terapêutico administrado no corpo.

As formas de dosagem orais (comprimidos, cápsulas, etc.) são os sistemas de administração mais utilizados e bem sucedidos, onde se pode obter um efeito terapêutico máximo com efeitos secundários mínimos.

No entanto, o principal inconveniente da via de administração oral é a diminuição da especificidade do local de ação, a exposição desnecessária do fármaco a locais não visados, o que conduz à toxicidade relacionada com o fármaco, e a administração repetida do fármaco para atingir as concentrações necessárias no local de ação.

Além disso, no caso de doenças crónicas, como tumores, síndromes imunológicas e outras doenças malignas, são necessárias terapias a longo prazo que não podem ser alcançadas com os resultados esperados quando tratadas com sistemas de administração convencionais, porque as formas de dosagem convencionais não são eficazes para extravasar para os tecidos doentes, como os tumores sólidos e outras estruturas vasculares elevadas. Por conseguinte, é necessário um sistema de administração de fármacos novo e inovador que possa ultrapassar as desvantagens das formas convencionais e se revele eficaz, com uma maior adesão dos doentes e menos efeitos adversos.

Os transportadores vesiculares de fármacos ou sistemas de entrega vesicular são um desses tipos de sistemas de entrega inovadores que podem ser facilmente distribuídos por todo o corpo, incluindo a circulação sistémica, e chegar ao local visado sem afetar os locais não doentes.

Estes sistemas de distribuição, quando administrados por via parentérica, apresentam uma biodisponibilidade absoluta, entrando na circulação sistémica e atingindo o local de diagnóstico, e mostram a ação terapêutica necessária sem quaisquer efeitos secundários, sendo também úteis em terapias a longo prazo, uma vez que o medicamento, uma vez administrado, pode mostrar a sua ação terapêutica de forma controlada durante períodos de tempo mais longos, evitando o dumping de dose, que é um fenómeno comum no caso da administração oral.

1.1. Sistemas vesiculares

Os sistemas vesiculares são meios inovadores de administrar um fármaco de forma controlada, a fim de aumentar a biodisponibilidade e obter o efeito terapêutico necessário durante um período de tempo mais longo.

Um fármaco livre injetado na corrente sanguínea atinge normalmente uma concentração terapêutica durante um curto período de tempo, devido ao metabolismo e à excreção. Um encapsulado em vesículas atinge um nível terapêutico durante um período mais longo, uma vez que o fármaco tem de ser libertado da vesícula antes do metabolismo ou da excreção. As vesículas são geralmente estruturas lamelares constituídas por moléculas anfifílicas rodeadas por um compartimento aquoso.

De um modo geral, o método mais eficaz e menos tóxico de administração de um agente terapêutico é a sua orientação direta para o local de ação.

As vesículas são um desses modos de administração, em que o agente terapêutico é diretamente dirigido para o local de ação e apresenta uma biodisponibilidade absoluta.

Os fármacos lipofílicos são geralmente aprisionados quase completamente nas bicamadas lipídicas das vesículas e, uma vez que são pouco solúveis em água, raramente se verificam problemas como a perda de um fármaco aprisionado durante o armazenamento.

Os fármacos hidrofílicos podem ser aprisionados no interior dos núcleos aquosos das vesículas ou estar localizados na fase aquosa externa. É de salientar que a percentagem de encapsulação de fármacos hidrofílicos por vesículas depende da composição da bicamada e do procedimento de preparação das vesículas[1,2].

Os lipossomas são vesículas em que uma fase aquosa é inteiramente envolvida por bicamadas lipídicas (geralmente fosfolípidos). A semelhança entre os lipossomas e as membranas biológicas foi estabelecida na década de 1960, devido à sua biocompatibilidade e à sua capacidade de incorporar fármacos hidrofílicos e hidrofóbicos nas bicamadas aquosas e lipídicas, podendo ser utilizados com segurança em aplicações médicas.

Os niosomas são vesículas de base tensioactiva não iónica que transportam o fármaco da mesma forma que os lipossomas, mas têm maior estabilidade[3]. Estudos recentes mostram que os niosomas proporcionam uma melhor estabilidade e especificidade local, para além de encapsularem o fármaco em maior quantidade do que os lipossomas. Por conseguinte, os niosomas são considerados melhores sistemas de administração do que os lipossomas.

1.2. Lipossomas

Os lipossomas são constituídos por uma ou mais bicamadas de fosfolípidos que envolvem uma fase aquosa. A cavidade polar dos lipossomas é utilizada para incorporar o fármaco hidrofílico, enquanto que os fármacos lipofílicos são encapsulados na cavidade hidrofóbica **(Fig. 1.1)**.

Os lipossomas são micropartículas ou transportadores coloidais, geralmente com 0,05-5,0 pm de diâmetro, que se formam espontaneamente quando determinados lípidos são hidratados em meio aquoso. Podem ser classificados como grandes lipossomas multilamelares (MLVs), pequenas vesículas unilamelares (SUVs) ou grandes vesículas unilamelares (LUVs), dependendo do seu tamanho e do número de bicamadas lipídicas.

Os fármacos solúveis em água podem ser aprisionados nos compartimentos aquosos, enquanto os compostos lipofílicos ou anfifílicos podem ser associados às bicamadas lipídicas. Em alguns casos, os objectos resultantes são melhor descritos como complexos lipídicos do que como lipossomas, uma vez que não contêm uma fase aquosa interna.

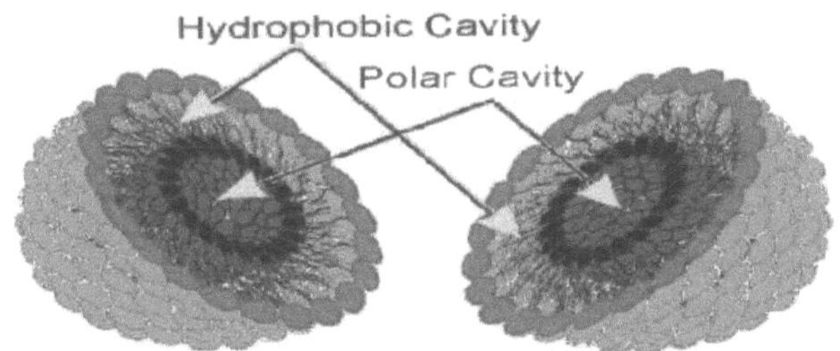

Fig.1.1. Estrutura dos lipossomas[4]

1.2.1. Classificação dos lipossomas
Com base na composição

Os lipossomas são compostos por fosfolípidos naturais ou sintéticos e podem também conter outros constituintes da bicamada, como o colesterol e lípidos conjugados com polímeros hidrofílicos. As propriedades físico-químicas dos lipossomas, como a permeabilidade da membrana, a fluidez, a densidade de carga e o impedimento estérico, que determinam as interações dos lipossomas com os componentes sanguíneos e outros tecidos biológicos após administração sistémica, baseiam-se nesta composição. Os lipossomas podem ser classificados em cinco tipos com base na composição e no mecanismo de administração intracelular:

(1) *Os lipossomas convencionais* (CL) podem ser simplesmente formados pela dissolução de fosfolípidos neutros e/ou carregados negativamente, com ou sem colesterol. Podem ser rapidamente absorvidos pelo sistema reticuloendotelial (RES) e têm uma semi-vida curta na circulação, juntamente com uma farmacocinética dependente da dose (PK) [5].

(2) *Os lipossomas de longa circulação* (LCL) são compostos por lípidos neutros com elevada temperatura de transição de fase (T_c), colesterol e 510% de fosfolípidos conjugados com polímeros hidrofílicos (por exemplo, PEG). Devido ao seu revestimento de superfície hidrofílico, as LCL têm uma baixa taxa de absorção pelo RES, uma semi-vida circulante longa e uma PK independente da dose[6].

(3) *Os imuno-lipossomas* são CL ou LCL com anticorpos ou fragmentos de anticorpos ligados à superfície. Estão sujeitos a uma endocitose mediada por receptores e a uma ligação específica às células, pelo que podem ser utilizados como veículos de orientação específica[7].

(4) *Os lipossomas catiónicos* contêm lípidos catiónicos (por exemplo, DOTAP: 1, 2-dioleoil-3-trimetil amónio propano) e têm uma carga positiva. É possível que se fundam com a célula ou o endossoma e são adequados para a administração de macromoléculas com carga negativa (por exemplo, ADN, ARN e oligonucleótidos)[7].

(5) *Os lipossomas sensíveis ao pH* estão sujeitos a endocitose por coated pit, pelo que são adequados para a administração intracelular de macromoléculas fracamente básicas. Fundem-se com as membranas das células ou dos endossomas, permitindo-lhes libertar o seu conteúdo no citoplasma[7].

Com base na dimensão

(1) *As vesículas multilamelares* (VLM) são normalmente constituídas por uma população de bicamadas concêntricas que abrangem uma vasta gama de tamanhos (100-1000 nm) e contêm mais de uma bicamada na membrana. A lamelaridade das VMLs depende da composição lipídica, entre outros factores, embora varie tipicamente entre cinco e vinte bicamadas.

(2) *As pequenas vesículas unilamelares* **(SUV)** são lipossomas que não ultrapassam os 100 nm e são relativamente homogéneas. Os métodos de ultra-sons, extrusão a alta pressão e injeção de álcool são capazes de produzir vesículas nesta gama de tamanho mais pequeno.

(3) *As grandes vesículas unilamelares* **(LUV)** são vesículas de casca simples com diâmetros de aproximadamente 500 nm ou superiores.

(4) *As vesículas unilamelares de tamanho intermédio* **(lUV)** incluem os lipossomas de 100 nm a 200 nm, embora este termo ainda não tenha sido amplamente adotado. Os lipossomas desta gama de tamanhos são facilmente preparados por extrusão a alta pressão ou por diálise detergente.

1.3. Niosomas

Os niosomas são transportadores vesiculares de fármacos à base de tensioactivos não-iónicos. Os tensioactivos não-iónicos são utilizados devido à sua capacidade de aumentar a biodisponibilidade e a estabilidade das vesículas. Os niosomas podem conter fármacos hidrofílicos e lipofílicos, como mostrado na **fig. 1.2,** quer na camada aquosa quer na membrana vesicular feita de materiais lipídicos, e apresentam melhor estabilidade do que os lipossomas. Nos niosomas, o anfifilo que forma as vesículas é um tensioativo não iónico, como o Span 60, que é normalmente estabilizado pela adição de colesterol e de uma pequena quantidade de tensioativo aniónico, como o fosfato de dicetilo.

Os niosomas foram introduzidos pela primeira vez na indústria cosmética. Os tensioactivos não-iónicos são preferidos devido ao seu menor poder irritante, que diminui na ordem catiónica > aniónica > anfolítica > não-iónica. As propriedades dos niosomas tornam-nos transportadores versáteis, adequados a diferentes vias de administração de medicamentos, como a oral, tópica, transdérmica e parentérica[8].

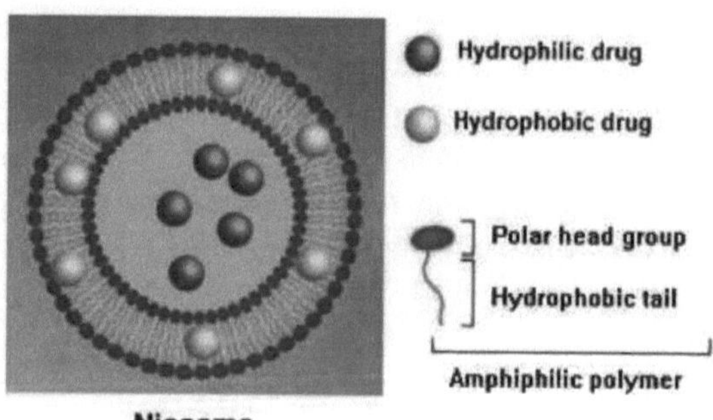

Fig. 1.2. Estrutura do niosoma[9]

1.4. Vantagens das vesículas

Diferentes tipos de vesículas têm diferentes propriedades biológicas, que podem ser modificadas de acordo com os objectivos de uma aplicação terapêutica específica.

Em geral, os fármacos são aprisionados sem modificação química, quer em solução na fase aquosa interior das vesículas (fármacos hidrofílicos), quer incorporados nas bicamadas lipídicas (fármacos lipofílicos). Deste modo, os fármacos podem ser protegidos do ambiente biológico durante o trânsito para a área-alvo e são normalmente libertados das vesículas na forma em que foram aprisionados.

O encapsulamento do fármaco em vesículas resulta em alterações dramáticas das propriedades farmacocinéticas e da biodistribuição. Combinado com a possibilidade de produzir vesículas capazes de visar tipos específicos de células, o desenvolvimento de vesículas para utilização como transportadores de fármacos pode produzir um índice terapêutico melhorado.

1.3.1. Vantagens dos lipossomas

➢ As vesículas podem atuar como um depósito para libertar o fármaco lentamente e proporcionar uma libertação controlada.
➢ Aumento da biodisponibilidade do fármaco encapsulado.
➢ Biodegradável, biocompatível e imunogénico
➢ Libertação prolongada do fármaco através do aumento do tempo de circulação do fármaco

1.3.2. Vantagens dos niosomas

➢ Biodegradável, biocompatível e não imunogénico
➢ O facto de a suspensão de vesículas ser à base de água permite uma maior adesão dos doentes aos sistemas à base de óleo.
➢ Osmoticamente ativo e estável
➢ Uma vez que a estrutura dos niosomas oferece espaço para acomodar moléculas de fármacos hidrofílicos, lipofílicos e anfifílicos, podem ser utilizados para uma variedade de fármacos.
➢ As caraterísticas como o tamanho, a lamelaridade, etc., da vesícula podem ser variadas consoante as necessidades.

1.5. Desvantagens da administração vesicular de medicamentos

➢ Facilmente absorvido pelo sistema reticulo endotelial
➢ Métodos de preparação dispendiosos
➢ A estabilidade das vesículas é baixa
➢ Fuga e fusão do medicamento encapsulado
➢ Baixa solubilidade

1.6. Seleção de excipientes e factores que afectam a sua seleção

Quando se seleciona um sistema de administração de fármacos, é necessário realizar os estudos de pré-formulação necessários, não só sobre o fármaco, mas também sobre todos os excipientes incluídos na formulação. Porque a farmacocinética e a farmacodinâmica do fármaco, a sua libertação no tecido necessário e o tempo de permanência do fármaco dependem dos excipientes utilizados na preparação.

Por conseguinte, é importante considerar todos os parâmetros possíveis antes da seleção de qualquer excipiente.

1.6.1. Seleção de lípidos[10]

A seleção dos lípidos baseia-se inteiramente nas caraterísticas do fármaco e nas aplicações pretendidas. As propriedades primárias, incluindo a carga superficial, a rigidez e as interações estéricas, juntamente com o desempenho *in vitro* e *in vivo* dos lípidos, dependem da seleção dos lípidos. Os lípidos na formulação podem ser sintéticos, semi-sintéticos ou naturais.

1.6.1.1. Fontes naturais

A fonte de lípidos naturais inclui a fosfatidilcolina (PC), a fosfatidiletanolamina (PE), o fosfatidilinositol (PL) e a esfingomileína (SPM) obtidos a partir da gema de ovo e da soja. A fosfatidilcolina (PC) é um fosfolípido de éster acílico misto obtido a partir do ovo. A PC é mais frequentemente utilizada em formulações lipossómicas.

1.6.1.2. Fosfolípidos naturais modificados

O grau de insaturação dos lípidos naturais torna-os sensíveis à oxidação; os lípidos modificados têm um valor de iodo reduzido à medida que o número de ligações C=C insaturadas diminui.

A enzima fosfolipase é utilizada para modificar o grupo principal dos lípidos, pelo que o PC pode ser convertido em PG, PE ou PS.

1.6.1.3. Fosfolípidos semi-sintéticos

As cadeias acílicas insaturadas ligadas ao grupo principal dos fosfolípidos são susceptíveis de oxidação, o que pode limitar o prazo de validade dos lipossomas. A substituição da cadeia acílica por cadeias acílicas escolhidas dentro de certos limites, utilizando a enzima fosfolipaseA2, produz os fosfolípidos semi-sintéticos necessários.

1.6.1.4. Fosfolípidos totalmente sintéticos

Os lípidos sintéticos contêm a composição necessária de ácidos gordos e são adaptados a necessidades específicas. A fim de aumentar o tempo de circulação dos lipossomas no corpo, o PEG é ligado ao PE e modificado para obter fosfolípidos sintéticos.

Os lípidos naturais são inerentemente menos estáveis devido à presença de níveis significativos de ácidos gordos poli-insaturados e, por conseguinte, são menos preferíveis aos seus homólogos sintéticos.

Embora os lípidos saturados apresentem uma grande estabilidade em termos de oxidação, muitas vezes não são incluídos na formulação devido às suas elevadas temperaturas de transição. Os diferentes tipos de lípidos com a sua temperatura de transição de fase estão resumidos em

Tabela no. 1.1

Quadro. 1.1. Resumo dos lípidos e das suas temperaturas de transição de fase

Name	Fatty acid	Transition temperature(°C)
DLPC	12:0	-1
DMPC	14:0	23
DPPC	16:0	41
DSPC	18:0	55
DOPC	18:1	-20
DMPE	14:0	50
DPPE	16:0	63
DOPE	18:1	-16
DMPA• Na	14:0	50
DPPA • Na	16:0	67
DOPA•Na	18:1	-8
DMPG •Na	14:0	23
DPPG •Na	16:0	41
DOPG •Na	18:1	-18
DMPS • Na	14:0	35
DPPS • Na	16:0	54
DOPS • Na	18:1	-11
DOPE • Na	18:1	-10
Tetramyristoyl Cardiolipin•(Na)$_2$	14:0	59
DSPE-mPEG-2000• Na	18:0	N/A
DSPE-mPEG-5000• Na	18:0	N/A
DSPE-MaleimidePEG-2000• Na	18:0	N/A
DOTAP •CI	18:1	-0

1.6.2. Tensioactivos não iónicos[11] [12] [13]

Os tensioactivos não-iónicos são o tipo mais comum de agentes tensioactivos utilizados na preparação de vesículas, devido às vantagens superiores que proporcionam em termos de estabilidade, compatibilidade e toxicidade, em comparação com os seus homólogos aniónicos, anfotéricos ou catiónicos. São geralmente menos tóxicos, menos hemolíticos e menos irritantes para as superfícies celulares e tendem a manter um pH quase fisiológico em solução. Os tensioactivos não-iónicos são compostos por segmentos polares e não-polares e possuem uma elevada atividade interfacial. A formação de vesículas em bicamada em vez de micelas depende do equilíbrio hidrófilo-lipófilo (HLB) do tensioativo, da estrutura química dos componentes e do parâmetro crítico de empacotamento (CPP), tal como explicado na **eq. 1.** Com base no PCP de um tensioativo, o tipo de vesícula que este formará e o método de cálculo do PCP a partir do volume do grupo hidrofóbico, da área do grupo hidrofílico e do comprimento da cadeia alquílica lipofílica do tensioativo são apresentados na **Fig. 1.3.**

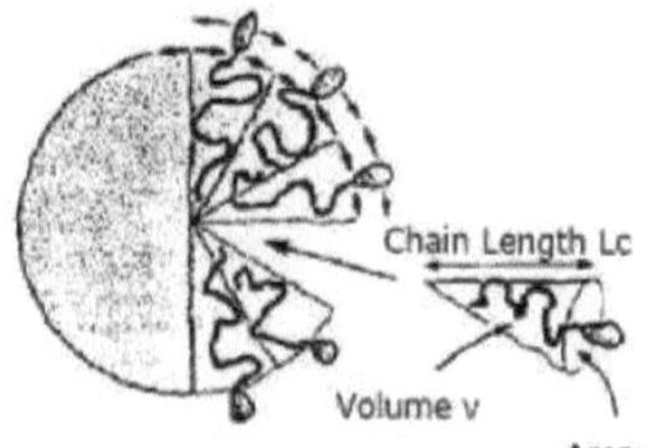

Fig. 1.3 Parâmetro crítico de empacotamento

$$CPP= v/l_c \times a_o \qquad \text{——Eq.no 1.1}$$

Formação de micelas CPP<0,5

CPP= (0,5-1,0) formação de vesículas esféricas

CPP> 1,0 formação de micelas invertidas

O comprimento da cadeia e o tamanho do grupo de cabeça hidrofílica do tensioativo não iónico afectam a eficiência de aprisionamento do fármaco. Os tensioactivos não-iónicos com cadeias de estearilo (C18) apresentam uma eficiência de retenção superior à dos tensioactivos com cadeias de laurilo (C12). A série Tween de tensioactivos com uma cadeia alquílica longa e uma grande porção hidrofílica, em combinação com colesterol numa proporção de 1:1, tem a maior eficiência de retenção de fármacos solúveis em água. O valor HLB de um tensioativo desempenha um papel fundamental no controlo do aprisionamento do fármaco na vesícula que forma. Um tensioativo com um valor de HLB entre 14 e 17 não é adequado para produzir niosomas, ao passo que um com um valor de HLB de 8,6 produz niosomas com a maior eficiência de aprisionamento. A eficiência de aprisionamento diminui à medida que o valor de HLB diminui de 8,6 para 1,7. Para HLB 4,6, o colesterol deve ser adicionado ao tensioativo para formar uma vesícula em bicamada e para valores HLB mais baixos, o colesterol aumenta a estabilidade das vesículas. Verifica-se igualmente que a adição de colesterol permite que os tensioactivos mais hidrofóbicos formem vesículas, suprime a tendência do tensioativo para formar agregados e proporciona uma maior estabilidade à bicamada lipídica, promovendo a temperatura de transição gel-líquido da vesícula. A eficácia do aprisionamento é afetada pela temperatura de transição de fase (Tc) do tensioativo. Assim, o Span 60 com uma Tc elevada apresenta a maior eficiência de aprisionamento. Os anfifílicos não iónicos mais comuns utilizados para a formação de vesículas são os éteres alquílicos, os ésteres alquílicos, as amidas alquílicas e os ésteres de ácidos gordos[11].

1.6.2.1. Éteres alquílicos e éteres alquilglicerílicos

Os éteres alquílicos são bons tensioactivos não iónicos formadores de vesículas. São estáveis, relativamente não irritantes para a pele e compatíveis com outros tensioactivos. Devido à sua elevada estabilidade, podem ser utilizados para encapsular proteínas e péptidos, embora tenha sido demonstrado que a sua capacidade de encapsulação é reduzida quando combinados com colesterol[14].

1.6.2.2. Polioxietileno 4 éter laurílico (Brij 30)

Este tensioativo tem um valor HLB de 9,7 e uma temperatura de transição de fase <10 °C. Ao contrário de outros derivados do éter alquílico, que reduzem a formação de vesículas na presença de colesterol, o Brij 30 forma grandes vesículas unilamelares quando combinado com 30 mmol/L de colesterol. Contudo, não pode ser utilizado para formular alguns medicamentos e iodetos, sais de mercúrio, substâncias fenólicas, salicilatos, sulfonamidas e taninos. Os éteres alquílicos de polioxietileno são também incompatíveis com benzocaína, tretinoína e fármacos oxidáveis, uma vez que, com estas substâncias, provocam oxidação, levando à descoloração do produto.

1.6.2.3. Éteres cetílicos de polioxietileno (Brij 58)

Brij 52, 56 e 58 são derivados cetílicos de polioxietileno com capacidade de formação de vesículas. Entre eles, o Brij 58 adquiriu especial importância devido à sua capacidade de formar vesículas invertidas, que são úteis para estudar a atividade de bombeamento de iões (H^+ -ATPase e Ca^{2+}-ATPase) na membrana plasmática. Esta capacidade é o resultado de um "comportamento não detergente" associado ao seu grande grupo de cabeça (E20-23). O valor HLB do Brij 58 é de 15,7[15].

1.6.2.4. Éteres estearílicos de polioxietileno (Brij 72 e 76)

São derivados estearilados de éter polioxietilénico com boas propriedades de formação de vesículas. Em particular, o Brij 72 forma vesículas multi-lamelares com elevada eficiência de encapsulação. Assim, as vesículas fabricadas com Brij 72 encapsularam mais finasterida do que as formuladas com Brij 76. Este facto deve-se provavelmente ao seu baixo valor de HLB de 4,9 em comparação com o do Brij 76 de 12,4. Os niosomas Brij 72 carregados com succinato de cloranfenicol sódico também encontraram aplicação na quimioterapia intracelular. No entanto, foi registada uma maior absorção do fármaco minoxidil em vesículas preparadas com Brij 76[16].

1.6.2.5. Ésteres de ácidos gordos de sorbitano

Estes derivados de ésteres de polioxietileno são frequentemente utilizados em cosméticos para solubilizar óleos essenciais em produtos à base de água. Os ésteres de sorbitano simples (nãoPEGilado) com ácidos gordos são normalmente referidos como Spans.

A sua temperatura de transição para gel aumenta à medida que o comprimento da cadeia de acilo aumenta. Assim, o mono laurato de sorbitano (Span 20) com uma cadeia C9 é líquido à temperatura ambiente; o mono palmitato de sorbitano (Span 40) com uma cadeia C13 tem uma temperatura de transição para gel de 46- 47 °C; o monoestearato de sorbitano (Span 60) com uma cadeia

C15 tem uma temperatura de transição para gel de 56-58 °C. As vesículas fabricadas com estes spans de maior peso molecular são menos permeáveis e mais estáveis aos gradientes osmóticos[17].

1.6.2.6. Ésteres de ácidos gordos polioxietilénicos

Os polissorbatos são líquidos derivados de sorbitano PEGilado esterificado com ácidos gordos. A distribuição de zidovudina após uma injeção intravenosa em bolus de niosomas preparados com Tween 80 em ratos foi observada nos pulmões, rins, coração, fígado e baço e foi comparativamente mais elevada do que a dos niosomas feitos com fosfato de dicetilo ou Tween 80. A libertação lenta de paclitaxel dos niosomas de Tween 28 foi benéfica na redução dos seus efeitos secundários tóxicos[18].

Tabela 1.2. Resumo dos tensioactivos utilizados na preparação dos niosomas

S.No.	Name of surfactant	HLB value	Trademark
1.	Sorbitan monostearate	4.7	Span 60
2.	Sorbitan monopalmitate	6.7	Span 40
3.	Sorbitan monolaurate	8.6	Span 20
4.	Sorbitan trioleate	1.8	Span 85
5.	Sorbitan monooleate	4.3	Span 80
6.	Polyoxyethylene sorbitan monolaurate	16.7	Tween 20
7.	Polyoxyethylene sorbitan monopalmitate	15.6	Tween 40
8.	Polyoxyethylene sorbitan monostearate	15.6	Tween 60
9.	Polyoxyethylene sorbitan monooleate	15.5	Tween 80
10.	Polyoxyethylene laural ether	9.5	Brij 30
11.	Polyoxyethylene 23 lauryl ether	16.9	Brij 35
12.	Polyoxyethylene 2 cetyl ether	16.9	Brij 52
13.	Polyoxyethylene 20 cetyl ether	15.7	Brij 58
14.	Polyoxyethylene 2 stearyl ether	4.9	Brij 72
15.	Polyoxyethylene 10 stearyl ether	12.4	Brij 76
16.	Polyoxyethylene 2 oleyl ether	4.9	Brij 92
17.	Polyoxyethylene 10 oleyl ether	12.4	Brij 97
18.	α, ω-hexadecyl-bis-(1-aza-18- crown-6)	-	Bola surfactant
19.	α,ω-trioxyethylene-bis(sodium 2-dodecyloxy- propylenesulfonate)	-	Gemini surfactant
20.	70% stearate sucrose ester and 30% palmitate sucrose ester	7	Wasag®7

| 21. | 30% stearate sucrose ester and 70% palmitate sucrose ester | 15 | Wasag®15 |

1.6.3. Colesterol[19]

As propriedades físicas das vesículas são influenciadas pelas interações do colesterol com outros excipientes da formulação. A forma das partículas e a distribuição do tamanho das vesículas dependem da concentração do colesterol e das suas consequentes interações com os lípidos e/ou os tensioactivos não iónicos. Embora afecte a estrutura dos niosomas quando interage com tensioactivos não iónicos, o principal efeito do colesterol nas bicamadas lipídicas é modular a coesão, a resistência mecânica e a permeabilidade à água; observa-se um aumento da rigidez das vesículas na presença de colesterol. O aumento do HLB (>10) exige um aumento da quantidade mínima de colesterol.

1.6.4. Temperatura de transição de fase

A temperatura de transição de fase (T_c) das vesículas é afetada pelo comprimento da cadeia de hidrocarbonetos e pelo grau de insaturação, bem como pelos grupos de cabeça dos diferentes fosfolípidos que compõem a membrana. A fluidez das bicamadas lipídicas pode ser alterada através da utilização de fosfolípidos com diferentes T_c, que podem variar entre -20 e 90°C, dependendo do comprimento e da natureza (saturada ou insaturada) das cadeias de ácidos gordos. A incorporação de colesterol nas bicamadas lipídicas pode também afetar a fluidez da membrana. Em concentrações elevadas (>30% da razão molar), o colesterol pode eliminar totalmente a transição de fase e diminuir a fluidez da membrana a uma temperatura superior a T_c, o que torna os lipossomas mais estáveis e menos permeáveis após administração sistémica. Os lipossomas compostos por lípidos de alta T_c parecem ter uma menor absorção pelo sistema reticulo endotelial (RES), em comparação com os que contêm lípidos de baixa T_c. Para além da fluidez, uma variedade de propriedades da membrana dos lipossomas, tais como a permeabilidade, a fusão, a agregação e a ligação às proteínas, são influenciadas pela T_c. No caso dos tensioactivos, os Spans são selecionados em vez dos Tweens, uma vez que estes últimos têm uma temperatura de transição de fase muito baixa e existem sob a forma de líquido à temperatura ambiente, o que não é vantajoso para o desenvolvimento de niosomas e também dificulta a encapsulação do fármaco.[20]

1.6.5. Carga de superfície

A natureza e a densidade das cargas na superfície das vesículas são parâmetros importantes que influenciam o mecanismo e a extensão da interação celular da bicamada de vesículas. Estes dois parâmetros podem ser alterados através da modificação da composição lipídica. As vesículas com carga negativa libertam o seu conteúdo na circulação ou extra-celularmente após interação com componentes sanguíneos e tecidos. Ao contrário dos lipossomas de carga negativa, os lipossomas catiónicos libertam o seu conteúdo diretamente para as células-alvo através da fusão com as membranas celulares.

1.6.6. Relação surfactante/lípido[14] [16]

As alterações na relação tensioativo-água podem afetar a estrutura e as propriedades dos niosomas. O aumento da relação tensioativo/lípido aumenta a quantidade de fármaco encapsulado, o que, por sua vez, aumenta a viscosidade da formulação.

1.6.7. Temperatura[16] [17]

A temperatura do meio de hidratação desempenha um papel importante na forma e no tamanho das vesículas e também na orientação do tensioativo durante a formulação niosomal. A temperatura deve ser sempre superior à temperatura de transição de fase de gel para líquido do sistema.

1.6.8. pH do meio de hidratação[20] [21]

O meio de hidratação habitualmente utilizado na formulação é o tampão fosfato de pH diferente. O pH efetivo depende da solubilidade do fármaco encapsulado. A um pH mais baixo, os niosomas devem ser observados através de microscopia ótica para detetar a presença de precipitados de fármaco. Isto ajudará a determinar a concentração do fármaco no meio de hidratação e também a encapsulação dos niosomas. Geralmente, os tampões de fosfato são preferíveis para formular as vesículas niosomais.

1.6.9. Medicamento encapsulado[16] [22]

A solubilidade de certos fármacos pouco solúveis pode ser aumentada quando formulados em niosomas. A agregação de moléculas de fármacos durante a formulação é superada pela adição de estabilizadores estéricos. A maioria dos fármacos anfifílicos é encapsulada nos niosomas. Os efeitos de diferentes tipos de fármacos são mostrados na **fig. 1.4**

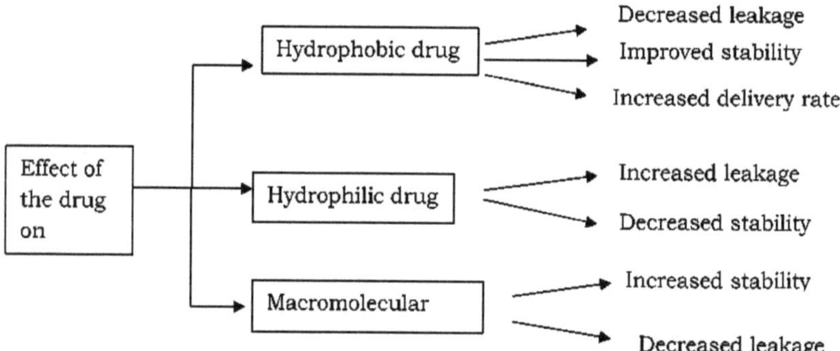

Fig 1.4. Efeito do fármaco nas vesículas

1.6.10. Estabilidade[21]

O principal problema associado ao armazenamento de vesículas é a agregação, a fusão e a fuga do fármaco. Bailie et *al.* efectuaram estudos sobre a estabilidade niosomal que sugeriam a estabilidade das suspensões em tampão e que uma quantidade substancial de soluto aprisionado seria retida em condições de armazenamento a longo prazo. Os estudos incluíram o armazenamento das suspensões durante períodos mais longos a diferentes temperaturas, tendo-se observado uma relação direta entre a percentagem de lixiviação do fármaco das vesículas e a temperatura, ou seja, à medida que a temperatura de armazenamento aumenta, o grau de lixiviação do fármaco também aumenta com o tempo. A turvação é um sinal de instabilidade, a presença de partículas turvas na suspensão implica a presença de precipitado de fármaco e/ou partículas de excipiente após um período mais longo.

Uma forma de obter um efeito estabilizador é incluir hidratos de carbono nas formulações, o que também ajuda a manter a membrana lipídica hidratada e a estrutura do lipossoma intacta.

1.7. Via de administração [25, 26]

As vesículas (lipossomas/niossomas) podem ser administradas sistematicamente por várias vias, como a intravenosa (i.v.), a intramuscular (i.m.), a subcutânea (s.c.) e a intra-peritoneal (i.p.). Embora, na maioria dos casos, o tipo de doença e o estado do doente determinem a via de administração a selecionar, a administração intravenosa é, até à data, a via mais utilizada, pois implica a libertação direta das vesículas no sangue. Os lipossomas no sangue são susceptíveis de interagir com outras macromoléculas do sangue, como as lipoproteínas, as opsoninas, etc. A interação dos lipossomas com as lipoproteínas leva à troca de matéria lipídica entre elas e, eventualmente, à desintegração dos lipossomas, ao passo que a adsorção de opsoninas leva à rápida eliminação das vesículas no sangue pelos componentes das RES. As células de Kupffer do fígado e do baço actuam como células fagocíticas para o desaparecimento dos lipossomas no corpo.

A adição de colesterol às bicamadas lipídicas mostra uma maior estabilidade nos fluidos biológicos. A adição de colesterol melhora a permeabilidade induzida pelas proteínas, resultando num aumento da estabilidade. É estabelecida uma correlação positiva entre a rigidez e o tempo de prolongamento das vesículas no sangue. Embora a inclusão de colesterol melhore a estabilidade *in vitro,* o tempo de permanência dos lipossomas é reduzido de forma indiferente em seres humanos para aplicação terapêutica.

1.8. Vesículas de longa circulação

A fim de ultrapassar os problemas enfrentados pelos lipossomas convencionais, tais como a incapacidade de evitar a interceção pelo sistema imunitário, a toxicidade devida aos lipossomas carregados, a baixa meia-vida em circulação sanguínea e a estabilidade estérica, são desenvolvidos lipossomas invisíveis através da modificação da superfície e de outras técnicas que utilizam vários polímeros hidrofílicos. A conjugação com polímeros aumenta o tempo de vida em circulação de muitos fármacos de baixo peso molecular, impedindo a sua filtração renal quando o peso molecular total do conjugado polímero-fármaco excede aproximadamente 40KDa e impedindo a degradação do fármaco pela ação de várias enzimas corporais.

1.8.1. Necessidade de longa circulação dos sistemas de administração de medicamentos

Para conceber sistemas de administração direcionados, é importante compreender e explorar as caraterísticas únicas do tecido patológico para melhorar ou facilitar uma terapia. Por exemplo, no caso dos tumores sólidos, a proliferação descontrolada de células exige a angiogénese (ou seja, o desenvolvimento de novos vasos sanguíneos para apoiar este crescimento). A formação de novos vasos é frequentemente acompanhada de descontinuidade ou "fuga" na camada endotelial vascular[27,28]. Esta "fuga" torna a vasculatura tumoral hiperpermeável a macromoléculas e nanopartículas de elevado peso molecular (< 40 kDa) de longa duração em circulação, como os lipossomas (50 a 400 nm) ou as micelas poliméricas (10 a 50 nm). Além disso, um sistema de drenagem linfática defeituoso ou subdesenvolvido faz com que as macromoléculas permeabilizadas sejam retidas. Assim, as macromoléculas que entram nos tecidos tumorais são retidas com maior eficiência e por um tempo prolongado em comparação com os tecidos normais. Maeda e colaboradores observaram este fenómeno de orientação passiva enquanto estudavam o anidrido maleico de estireno e a neocarzinostatina e descreveram-no como o efeito de permeabilidade e retenção melhoradas (efeito EPR)[29,30,31].

1.8.2. Papel do PEG na circulação longa

A capacidade do polietilenoglicol (PEG) para desempenhar este papel tem sido atribuída principalmente às suas propriedades físicas, como a solubilidade ilimitada em água, o grande volume excluído e o elevado grau de entropia conformacional. Independentemente da carga ou da inclusão do agente estabilizador colesterol nos lipossomas, sabe-se que a presença de PEG na superfície dos lipossomas aumenta a longevidade da circulação. Foi demonstrado que o PEG de um determinado peso molecular e densidade de enxerto impede a adsorção de proteínas específicas selecionadas a uma superfície [30]. No entanto, a presença de PEG na superfície de um veículo reduz efetivamente a ligação total às proteínas séricas. Outros demonstraram que a barreira estérica que o PEG proporciona impede a agregação de transportadores coloidais, aumentando assim a sua estabilidade *in vivo*, como se mostra na **Fig. 1.5.**

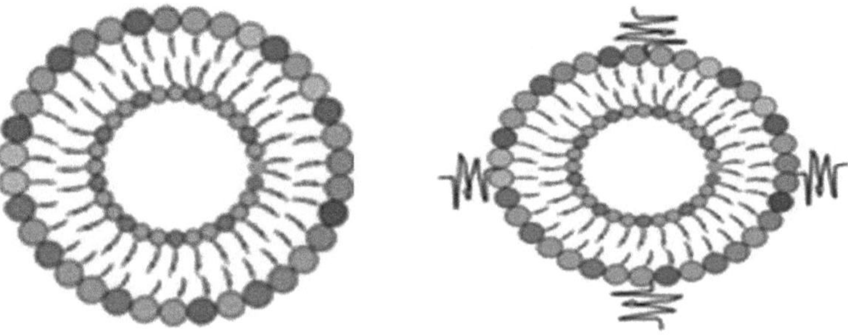

**Fig.1.5. a) Vesícula convencional vesícula
b) Circulação longa**

O polietilenoglicol (PEG) é um polímero termoplástico neutro, cristalino, com uma elevada solubilidade em água e em solventes orgânicos (à temperatura ambiente, a sua solubilidade em água é considerada ilimitada para todos os graus de polimerização. A água é também considerada um bom solvente para o PEG, de acordo com o parâmetro de interação polímero-solvente. O parâmetro de interação polímero-solvente (x), também conhecido como parâmetro de interação Flory Huggins, é uma indicação da interação entre o polímero e o solvente e descreve o estado da bobina do polímero em solução; x<0,5, a bobina do polímero incha devido à sua interação favorável com o solvente; enquanto que, num solvente pobre, x<0,5, as interações polímero-solvente são fracas, quando x tem um valor de 0,5 diz-se que o polímero existe como uma bobina gaussiana e tem um comportamento ideal. Verificou-se que o valor de x para o PEG em água varia entre 0,4-0,5, dependendo das condições da solução, tornando-o um polímero ideal. Pensa-se que o elevado grau de solubilidade em água do PEG e a sua estrutura tetraédrica se devem ao seu "bom ajuste estrutural com a água" [32-33]

1.8.3. Inibição das interações superfície-superfície

Existem duas formas de interagir uma proteína com a superfície para adsorção, 1 (interação não específica ou 2)específica. A adsorção não específica inclui a ligação da proteína a uma superfície neutra ou "não reactiva". A adsorção específica envolve a ligação a uma superfície "reactiva". O termo "reativo" refere-se a superfícies que contêm tanto moléculas que promovem uma ligação de elevada afinidade, como as interações hapteno-ligando (por exemplo, biotina-estreptavidina), como grupos carregados que permitem interações electrostáticas. Foram desenvolvidos muitos modelos teóricos para analisar as propriedades ou o comportamento de polímeros hidrofílicos não-iónicos enxertados ou adsorvidos a uma superfície material[32'35-37]- Vários destes modelos foram utilizados para caraterizar e prever as interações polímero-proteína. Vários estudos *invitro* mediram a capacidade do PEG para evitar a adsorção de proteínas não específicas e específicas.

1.8.4. Outros polímeros hidrofílicos biodegradáveis

Nos sistemas vesiculares que contêm colesterol, verificou-se que a capacidade do PEG para aumentar o tempo de circulação dos veículos depende tanto da quantidade de PEG incorporado como do comprimento ou peso molecular do polímero. Em estudos recentes , a utilização de outros polímeros hidrofílicos, como o poli(álcool vinílico) (PVA), o quitosano, a polivinilpirrolidina (PVP), o ácido poli(lático-co-glicólico) (PLGA), o ácido poli-lático (PLA), etc., também foi considerada para aumentar o tempo de circulação das vesículas e os resultados também se revelaram satisfatórios juntamente com o polímero PEG.

O álcool polivinílico (PVA) e a resina solúvel em água após polimerização e lise do álcool pelo acetato de vinilo. O PVA, com uma tensão superficial muito baixa, pode ser facilmente disperso na suspensão e forma facilmente uma camada sobre as vesículas. Devido a factores como a boa permeabilidade, a boa transmissão de luz, a elevada transparência, o comportamento não estático e a baixa permeabilidade ao oxigénio, pode resistir à oxidação das vesículas e apresentar uma maior biodisponibilidade na circulação sistémica.

1.9. Métodos de preparação[38 39 40]

O método geral de preparação de vesículas envolve a evaporação para produzir uma película lipídica seguida de hidratação com o meio de hidratação. No entanto, existem variantes deste método que são aqui descritas em pormenor.

1.9.2. Método de agitação manual (técnica de hidratação por película fina)

A mistura de ingredientes formadores de vesículas, como o tensioativo e o colesterol, é dissolvida num solvente orgânico volátil (éter dietílico, clorofórmio ou metanol) num balão de fundo redondo. O solvente orgânico é removido à temperatura ambiente (20°c) utilizando um evaporador rotativo, deixando uma fina camada de mistura sólida depositada na parede do balão. A película de tensioativo seca pode ser reidratada com uma fase aquosa a 0-
60°c com agitação suave. Este processo forma niosomas multilamelares típicos. A fase aquosa contendo o fármaco foi adicionada lentamente com agitação intermitente do frasco à temperatura ambiente, seguida de sonicação.

1.9.2. Método de injeção de éter

Uma solução de lípidos dissolvida em éter dietílico ou numa mistura de éter/metanol é lentamente injectada numa solução aquosa do material a encapsular a 55-65°C ou sob pressão reduzida. A remoção subsequente do éter sob vácuo leva à formação de lipossomas. Os principais inconvenientes do método são a heterogeneidade da população (70-190 nm) e a exposição dos compostos a encapsular a solventes orgânicos ou a altas temperaturas.

1.9.3. Método de injeção de etanol

Uma solução lipídica de etanol é rapidamente injectada num grande excesso de tampão. Os MLVs formam-se imediatamente. Os inconvenientes do método são o facto de a população ser heterogénea (30-110 nm), os lipossomas serem muito diluídos, ser difícil remover todo o etanol porque forma azeótropo com a água e a possibilidade de várias macromoléculas biologicamente activas serem inactivadas na presença de quantidades ainda que reduzidas de etanol.

1.9.4. Evaporação em fase reversa

Os tensioactivos são dissolvidos numa mistura de éter e clorofórmio, à qual se adiciona uma fase aquosa que contém o medicamento. O sistema bifásico resultante é então homogeneizado e a fase orgânica evaporada sob pressão reduzida para formar niosomas dispersos na fase aquosa.

1.9.5. Método da célula de pressão francesa

O método envolve a extrusão de MLV a 20.000 psi a 4°c através de um pequeno orifício. O método tem várias vantagens em relação ao método de sonicação. O método é simples, rápido e reprodutível e envolve o manuseamento cuidadoso de materiais instáveis (Hamilton e Guo, 1984). Os lipossomas resultantes são um pouco maiores do que os SUVs sonicados. As desvantagens do método são o facto de a temperatura ser difícil de atingir e os volumes de trabalho serem relativamente pequenos (cerca de 50 ml no máximo).

1.9.6. Método de remoção do detergente

Os detergentes nas suas concentrações micelares críticas foram utilizados para solubilizar lípidos. À medida que o detergente é removido, as micelas tornam-se progressivamente mais ricas em fosfolípidos e, finalmente, combinam-se para formar LUVs. Os detergentes podem ser removidos por diálise. As vantagens do método de diálise com detergente são a excelente reprodutibilidade e a produção de populações de lipossomas de tamanho homogéneo. O principal inconveniente do método é a retenção de vestígios de detergente(s) no interior dos lipossomas. Para a remoção de detergentes, está disponível um dispositivo comercial denominado LIPOPREP (Diachema AG, Suíça), que é uma versão do sistema de diálise. Foram utilizadas outras técnicas para a remoção de detergentes: (a) utilizando a cromatografia em gel com uma coluna de Sephadex G-259 (b) por adsorção ou ligação de Triton X-100 (um detergente) a Bio-Beads SM-210 (c) por ligação de glucósido de octilo (um detergente) a Amberlite XAD-2

1.9.7. Método de extrusão de membranas

A mistura de surfactante, colesterol e fosfato de dicetilo em clorofórmio é transformada em película fina por evaporação. A película é hidratada com uma solução aquosa de fármaco e a suspensão resultante é extrudida através de membranas de policarbonato, que são colocadas em série até 8 passagens. Trata-se de um bom método para controlar o tamanho dos niosomas.

1.9.8. Borbulhamento de azoto

Neste método, faz-se passar azoto gasoso através de uma amostra de tensioactivos homogeneizados para obter grandes vesículas unilamelares. Estas são depois sujeitas a uma redução de tamanho para obter pequenas vesículas unilamelares.

1.9.9. Microfludização

A microfluidização é o processo em que uma solução de tensioactivos e de fármaco é bombeada sob pressão a partir de um reservatório através de uma câmara de interação cheia de gelo a um ritmo de 100 ml/min. A partir da câmara de interação, a solução é passada através de um circuito de arrefecimento para remover o calor produzido durante a microfluidização e devolvida ao reservatório para recirculação ou para sair do sistema. O processo é repetido até que seja produzida uma vesícula com o tamanho desejado

1.10. Aplicações dos sistemas vesiculares[11,12]

Até à data, a principal aplicação das vesículas de longa circulação tem sido, sem dúvida, o tratamento de tumores sólidos, devido ao efeito de permeação e retenção reforçado acima referido.

As vesículas lipídicas podem extravasar para os locais de dor e, por conseguinte, os fármacos anti-inflamatórios podem ser encapsulados nas bicamadas lipídicas. Este facto oferece a possibilidade de administrar agentes anti-tumorais e anti-inflamatórios nestes locais[41,42].

Outras aplicações das vesículas de longa circulação são,

➢ Entrega de genes
➢ Libertação de proteínas e péptidos
➢ Fármaco-alvo
➢ Reforço da estabilidade
➢ Administração de vacinas e antigénios
➢ Quimioterapia do cancro
➢ Tratamento do VIH-SIDA
➢ Administração transdérmica
➢ Transportador de hemoglobina
➢ Fornecimento de medicamentos oftálmicos
➢ Doença pulmonar obstrutiva crónica (DPOC)

CAPÍTULO 2

2. REVISÃO DA LITERATURA

2.1 Revisão da literatura sobre o medicamento

Esteban *et al.* descreveram os efeitos tóxicos que se verificaram durante a administração de didanosina em combinação com tenofovir. O aumento das concentrações plasmáticas de didanosina levou a toxicidade pancreática. Um estudo clínico efectuado em pessoas que tomaram a combinação de didanosina e tenofovir e a didanosina isolada revelou um risco de pancreatite que não foi observado em pessoas tratadas apenas com tenofovir. A investigação conclui que a administração de uma dose baixa de didanosina em caso de tratamento prolongado do vírus da imunodeficiência humana é necessária para diminuir os efeitos tóxicos[44].

Geraldine *et al.* **estudaram** a terapia antirretroviral utilizando diferentes combinações de fármacos, incluindo a didanosina, e mostraram um risco de síndrome fancónico combinado com diabetes insípida nefrogénica. Embora não tenha sido estabelecida uma relação direta com o VIH e os efeitos adversos daí resultantes, ficou claro que a administração destes agentes através da via convencional se revelou tóxica a níveis superiores aos esperados[45].

2.2 Revisão da literatura sobre sistemas vesiculares de administração de medicamentos

Biswajit *et al.* realizaram uma investigação sobre lipossomas e niosomas nano-vesiculares utilizando o aciclovir como fármaco, a fim de manter a libertação do aciclovir através do aumento do tempo de residência e reduzir a sua toxicidade sistémica relacionada com a dose. Foram observadas boas distribuições vesiculares tanto nos lipossomas como nos niosomas. A capacidade de carga do fármaco foi elevada nos niosomas em comparação com os lipossomas, mesmo a libertação *in vitro* do fármaco mostrou uma melhor libertação sustentada nos niosomas, ou seja, 50% durante 200 minutos, do que nos lipossomas, ou seja, 90% em 150 minutos. Os niosomas poderão ser uma melhor escolha para a administração intravenosa de aciclovir[46].

Mahale *et al.* descreveram os niosomas, as vesículas à base de tensioactivos não iónicos preferidas aos lipossomas devido à sua melhor estabilidade, biodisponibilidade acrescida e libertação sustentada. O estudo abordou vários factores que influenciam a formulação niosomal e factores como a estabilidade, a via de administração, etc., juntamente com várias aplicações dos niosomas[47].

O estudo de **Ruckmani** *et al.* consistiu em avaliar as variáveis relacionadas com o processo, como o tempo de hidratação e de sonicação, a velocidade de rotação do balão de evaporação e os efeitos do agente indutor de carga e da centrifugação no aprisionamento e libertação da zidovudina dos niosomas. Os niosomas de zidovudina formulados com Tween 80 aprisionaram grandes quantidades de fármaco e a adição de DCP aumentou a libertação do fármaco durante um período de tempo mais longo e o mecanismo de libertação do fármaco segue o tipo Fickian e obedece a uma cinética de primeira ordem. Esta formulação

23

niosomal de zidovudina aumenta o aprisionamento e a sustentabilidade da libertação.[48]

O estudo de **Sanjay** *et al.* teve como objetivo conceber um sistema de administração de aciclovir sódico por depósito utilizando lipossomas multi vesiculares (MVL) para ultrapassar as limitações das vesículas multi lamelares (MLV). Verificou-se que as formulações MVL libertam o fármaco de forma sustentada. A administração intra-dérmica das formulações MVL mostrou uma concentração plasmática efectiva durante 48 horas em comparação com as MLV e a solução de fármaco livre (12-16 horas). Foi observada uma elevada carga de fármaco e uma libertação controlada de aciclovir durante um período de tempo prolongado.[49]

Allen *et al.* explicaram o efeito do PEG na superfície lipossómica, que prolonga o tempo de circulação do veículo. As propriedades físicas e químicas do polímero foram exploradas e comparadas com as propriedades de outros polímeros hidrofílicos. A capacidade do PEG para impedir a auto-agregação dos lipossomas foi considerada como um meio possível de prolongar a longevidade da circulação.[50]

O artigo de revisão de **Panayiotis** *et al.* abordou as emulsões de triglicéridos, os lipossomas e as soluções micelares tradicionalmente utilizados para realizar as tarefas de início rápido da ação do fármaco, bem como a orientação para locais específicos de órgãos e tecidos utilizando formulações parentéricas. No entanto, a utilização de novas entidades químicas, em particular, tem sido limitada devido, principalmente, às seguintes razões: a) apenas foi aprovado um pequeno número de excipientes lipídicos parenterais, b) tem havido um número crescente de fármacos que são parcialmente ou não são solúveis em óleos convencionais e outros solventes lipídicos, e c) a necessidade contínua de orientação específica para cada local e de libertação controlada do fármaco. Por conseguinte, era necessário alargar a gama de sistemas à base de lípidos orientáveis para a libertação de uma grande variedade de fármacos e produzir formulações estáveis que pudessem ser facilmente fabricadas em formas estéreis, rentáveis e seguras e eficazes. Os factores que controlam o encapsulamento e a libertação de fármacos e a biodistribuição *in vivo* foram salientados juntamente com estudos de casos de toxicidade e eficácia *in vitro/in vivo* e as suas aplicações terapêuticas.[51]

Os lipossomas estabilizados estericamente foram desenvolvidos com base no conceito biotecnológico de macromoléculas naturais como agentes terapêuticos. **Martin** *et al* desenvolveram lipossomas com as suas superfícies modificadas com polímeros hidrofílicos (PEG) para reduzir o reconhecimento *invivo* e a absorção fagocitária, o que resultou numa circulação prolongada e na localização em tumores, bem como noutros locais de patologia. Isto restabeleceu um potencial sistema de administração de fármacos orientado e foi observada uma atividade de libertação controlada[52].

Vaibhav *et al.* desenvolveram lipossomas manosilados destinados ao indinavir e compararam-nos com lipossomas simples. Os lipossomas manosilados mostraram uma eficiência máxima de aprisionamento com uma libertação cumulativa do fármaco inferior a 20% em 24 horas em tampão fosfato salino (pH 7,4). Os estudos de distribuição plasmática e tecidular provaram que o fármaco chega aos tecidos ricos em macrófagos, como o fígado, o baço e os pulmões, no caso dos lipossomas manosilados, em comparação com os lipossomas simples e o fármaco livre[53].

As partículas injectáveis são geralmente eliminadas pelo sistema reticulo endotelial poucos minutos após a administração. A fim de evitar a opsonização e o subsequente reconhecimento pelos macrófagos, **Gref** *et al.* desenvolveram nanoesferas estericamente estabilizadas utilizando copolímeros anfifílicos dibloco ou multibloco. Verificou-se um aumento do tempo de circulação sanguínea e uma redução da acumulação no fígado, dependendo do peso molecular do polímero e da densidade da superfície. A adsorção de proteínas plasmáticas foi drasticamente reduzida nas partículas revestidas com PEG em comparação com as não revestidas[54].

2.3 Revisão da literatura sobre polímeros

De acordo com **Xiaomei** *et al.* o estudo realizado sobre a comparação de lipossomas carregados com PVA com lipossomas revestidos com PVA mostrou uma maior diferença em ambos os casos. Os resultados dos estudos de morfologia e distribuição de tamanhos mostraram vesículas maiores para os lipossomas com PVA devido à reorganização do PVA com as bicamadas lipídicas. O potencial zeta também mostrou uma diminuição significativa da carga negativa para os lipossomas carregados com PVA do que para os revestidos com PVA. A eficiência de aprisionamento dos lipossomas com PVA foi maior e a estabilidade da dispersão também foi bem mantida. A libertação do fármaco encapsulado nas vesículas foi muito lenta no caso dos lipossomas com PVA em comparação com os lipossomas revestidos com PVA[55].

Hirofumi *et al.* descreveram o revestimento polimérico de lipossomas com uma molécula de PVA modificada (PVA-R) e o estudo mostrou melhores resultados quando comparado com o PVA normal. Foram observados melhores perfis de libertação do fármaco quando revestidos com PVA-R em vez de lipossomas revestidos com PVA. O potencial zeta dos lipossomas revestidos com PVA-R foi significativamente baixo e os lipossomas com carga negativa apresentam um tempo de circulação mais longo. Estudos *in vivo* mostraram uma absorção muito reduzida dos lipossomas de PVA-R pelo fígado e pelo baço, mesmo após 24 horas de injeção i.v. da dose[56].

Shehata *et al.* explicaram o tempo de circulação dos lipossomas utilizando várias concentrações de diferentes polímeros, ou seja, PEG e PVA, tendo-se observado que os lipossomas nus apresentam uma maior depuração e um menor tempo de circulação. Os perfis de tempo de concentração plasmática de PEG1%/PVA1% foram muito mais elevados do que as outras concentrações percentuais e pode dizer-se que a adição de PVA e PEG apresenta um melhor tempo de circulação e uma depuraçao hepática reduzida[57].

Estudos anteriores mostraram que a didanosina, embora seja um fármaco antirretroviral eficaz, não conseguiu atingir o efeito terapêutico necessário devido aos seus efeitos secundários adversos e ao risco de toxicidade quando administrada isoladamente ou em combinação durante um período de terapia mais longo e também devido à sua biodisponibilidade reduzida e ao metabolismo de primeira passagem, o fármaco é rapidamente eliminado do organismo. A partir do estudo da literatura, tornou-se evidente que, até à data, não foi efectuado qualquer trabalho para aumentar a biodisponibilidade do DDI através da utilização de novos sistemas de administração, como os sistemas de administração vesicular. Por conseguinte, foi tomada a iniciativa de conceber um sistema de administração que não tenha sido desenvolvido anteriormente e que possa diminuir positivamente os deméritos da DDI e também aumentar o seu tempo de permanência. O principal objetivo da presente investigação é desenvolver um sistema vesicular para a DDI a administrar por via parentérica, mas também é necessário que permaneça na circulação sistémica durante um período prolongado para diminuir a frequência da dose, pelo que estão a ser utilizados diferentes polímeros para aumentar o seu tempo de circulação.

3. PERFIL DO MEDICAMENTO E DO EXCIPIENTE

3.1. DIDANOSINA[58 59]

A didanosina (DDI), um nucleósido inibidor da transcriptase reversa (NRTI), é um potente agente antivírico eficaz contra o VIH e utilizado em combinação com outros medicamentos anti-retrovirais como parte da terapia antirretroviral altamente ativa (HAART).

3.1.1. Estrutura

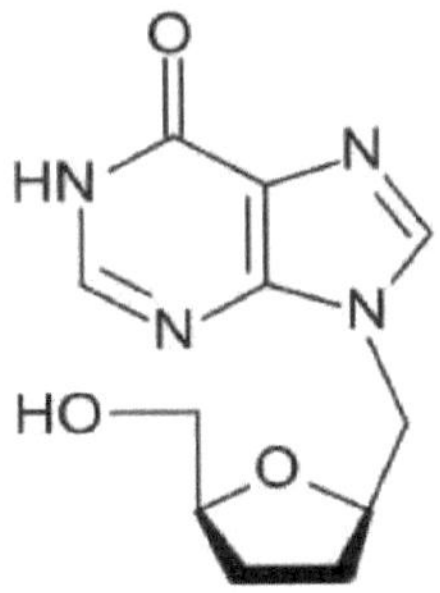

3.1.2. Denominação IUPAC:9-[(2R, 5S)-5-(hidroximetil) oxolan-2-il]-3H-purin-6-ona

3.1.3. Fórmula molecular: C10H12N4O3

3.1.4. Peso molccular:236.2

3.1.5. Propriedades físico-químicas:

Descrição: Pó branco, não higroscópico
Estado: Sólido
Ponto de fusão: 160-163°c
LogP: -1,24
pK$_a$: 9.13
Solubilidade: Solúvel em água, DSMO; insolúvel em clorofórmio
Categoria: Anti-retrovirais

3.1.6. Mecanismo de ação

A didanosina (DDI) é um análogo nucleósido da guanosina. Difere de outros análogos de nucleósidos, porque não tem nenhuma das bases regulares, em vez disso tem hipoxantina ligada ao anel de açúcar. No interior da célula, a ddl é fosforilada no metabolito ativo de trifosfato de didesoxiadenosina, ddATP, por enzimas celulares. Tal como outros análogos de nucleósidos anti-HIV, actua como terminador de cadeia por incorporação e inibe a transcriptase reversa viral ao competir com o dATP natural.

3.1.7. Farmacocinética

3.1.7.1. Absorção

A absorção oral da DDI é limitada pela permeabilidade e dependente do local de administração intestinal, com a absorção do fármaco a diminuir nas regiões distais do intestino delgado. A DDI é rapidamente absorvida a partir do trato gastrointestinal (GIT) com concentrações plasmáticas máximas (Cmax) observadas dentro de 0,25-1,50 horas. A Cmax média e a área sob a curva de concentração plasmática calculada até 24 horas (AUCo-24h) em doentes infectados com VIH que recebem DDI uma vez por dia foram consideradas equivalentes à Cmax e à AUCo-24h observadas em doentes que recebem o medicamento duas vezes por dia. A biodisponibilidade oral da DDI varia entre 21-54% nos adultos e 13-29% nas crianças. Além disso, a presença de alimentos no estômago atrasa o esvaziamento gástrico, prolongando assim o contacto da DDI com o conteúdo ácido do estômago.

3.1.7.2. Distribuição

O volume aparente médio de distribuição (Vd) da DDI determinado no estado estacionário após administração oral em adultos e doentes pediátricos com infeção por VIH é de 1,08 ± 0,22 L/kg.A DDI atravessa a placenta e é normalmente detectada no líquido amniótico e no sangue fetal. No entanto, as concentrações de DDI na circulação placentária e fetal são 20 a 50% mais baixas do que as encontradas na circulação materna. As concentrações de DDI alcançadas no líquido cefalorraquidiano (LCR) uma hora após uma dose intravenosa única em doentes adultos foram 20% ou 21% das observadas no plasma no mesmo período de tempo. A ligação da DDI às proteínas plasmáticas é inferior a 5% e a DDI não é tão amplamente distribuída como o AZT.

2.3.1.1. Metabolismo

Rapidamente metabolizado intracelularmente na sua parte ativa, 2,3-dideoxiadenosina-5-trifosfato (ddA-TP). É depois metabolizada hepaticamente para produzir hipoxantina, xantina e ácido úrico. Presume-se que o metabolismo da didanosina no homem ocorre pelas mesmas vias responsáveis pela eliminação das purinas endógenas. As purinas são eliminadas pelos rins.

2.3.1.2. Excreção

A semi-vida de eliminação plasmática (ti/2) da DDI é relativamente curta e varia entre 0,5-2,74 horas ou 0,5-4 horas. Contudo, a ti/2 intracelular da fração ativa, DDATP, é superior a 12 horas ou 25 horas e aumenta ainda mais em doentes com insuficiência renal. Aproximadamente 40% da dose total de DDI é eliminada inalterada na urina, 50% como hipoxantina e 4% como ácido úrico.

2.3.2. Interações medicamentosas

* Foi registada uma interação significativa com o <u>alopurinol,</u> pelo que a administração conjunta destes medicamentos deve ser evitada. O indinavir e a delavirdina apresentam níveis plasmáticos reduzidos quando administrados em simultâneo com a didanosina; estes medicamentos devem ser administrados em alturas diferentes.
* O cetoconazol, o itraconazol e a ciprofloxacina devem ser administrados em alturas diferentes da didanosina devido a interações com o agente tampão.
* Não é recomendada a administração com medicamentos com toxicidade

sobreposta, como a zalcitabina e a estavudina. O álcool pode exacerbar a toxicidade da didanosina, pelo que se recomenda evitar o consumo de álcool enquanto estiver a tomar didanosina.

3.1.9. Indicações

O DDI é indicado para o tratamento da infeção avançada pelo VIH em doentes adultos e pediátricos, com mais de 6 meses de idade, que sejam intolerantes à terapêutica com AZT ou que tenham demonstrado uma deterioração clínica ou imunológica significativa durante a utilização do AZT. O DDI pode ser utilizado isoladamente ou em associação com outros agentes ARV como componente importante de regimes de tratamento triplo do VIH.

3.1.10. Resistência

A causa mais importante de insucesso terapêutico em doentes infectados pelo VIH é o desenvolvimento de resistência do VIH-1 aos medicamentos anti-retrovirais, tendo sido notificados vários factores associados ao rápido aparecimento de resistência do VIH-1 aos medicamentos anti-retrovirais, incluindo um estado avançado de doença pelo VIH, baixas contagens de células CD4, cargas virais plasmáticas elevadas, um fenótipo indutor de sincício (SI), variantes resistentes aos medicamentos pré-existentes e fraca adesão aos regimes de medicamentos anti-retrovirais. A resistência do VIH-1 à DDI pode ocorrer quando o composto é utilizado isoladamente ou em combinação com outros medicamentos anti-retrovirais, embora a taxa e a extensão do aparecimento de resistência pareçam diferir significativamente em cada caso, A *resistência do vírus* VIH-1 à DDI em doentes que recebem terapêutica de longo prazo, ou seja, um ano de monoterapia com DDI, é principalmente mediada por uma mutação no códão 74 do gene da transcriptase reversa do VIH-1 (VIH-RT), que resulta numa mudança de aminoácido da leucina para a valina (mutação L 74V). A mutação L 74V provoca uma diminuição de 5 a 26 vezes na suscetibilidade do VIH-1 à DDI *in vitro*. A resistência subsidiária do vírus VIH-1 à DDI, que se observa com a monoterapia prolongada com DDI, é mediada por mutações no códão 65, que conduzem a uma mudança de aminoácido da lisina para a arginina (mutação K65R), e no códão 184, que resulta numa mudança de aminoácido da metionina para a valina (mutação Ml 84V).A mutação K65R leva a uma redução de 3 a 5 vezes na sensibilidade *in vitro* do vírus VIH-1 ao DDL

3.1.11. Posologia e administração

A didanosina está atualmente disponível sob a forma de comprimidos tamponados mastigáveis e/ou dispersíveis de 25, 50, 100, 150 e 200 mg ou sob a forma de pó tamponado para solução oral em doses únicas de 100, 167, 250 ou 375 mg acondicionadas em saquetas de segurança para crianças. A DDI foi também recentemente aprovada para comercialização nos Estados Unidos da América (EUA) e na Europa sob a forma de uma formulação de esferas revestidas encapsuladas (Videx® EC) para administração oral a doentes adultos, estando as cápsulas disponíveis nas dosagens de 125 mg, 200 mg, 250 mg e 400 mg. A didanosina pode ser administrada a doentes adultos num regime de uma ou duas vezes por dia, mas a última abordagem é preferível, uma vez que existem provas que sustentam a eficácia de um regime de duas vezes por dia. A dose diária recomendada de Didanosina em doentes adultos com peso ~ 60 kg é de 200 mg duas vezes por dia ou 400 mg uma vez por dia e os doentes com peso < 60 kg recebem 125 mg duas vezes por dia ou 250 mg uma vez por dia. No caso dos doentes pediátricos, a dose é geralmente baseada na área de superfície corporal (BSA) do doente e a dose média recomendada nestes doentes é de 125 mg/m2 duas vezes por dia.

3.1.12. Efeitos adversos

A neuropatia periférica e a pancreatite são as reacções adversas mais graves relacionadas com a dose de DDI, tanto em doentes adultos como pediátricos, no entanto, estes efeitos secundários são geralmente reversíveis após a interrupção da terapêutica com DDI.

A acidose láctica e a hepatomegalia grave com esteatose foram notificadas como raras, mas são efeitos secundários potencialmente fatais do DDI quando o medicamento é administrado isoladamente ou em combinação com outros agentes anti-retrovirais, especialmente em doentes do sexo feminino. Foram também notificadas alterações da retina e da visão, bem como neurite ótica, em doentes adultos e pediátricos que receberam DDI.

3.2. DIPALMITOILFOSFATIDILCOLINA (DPPC)[60] [61]
3.2.1. Estrutura

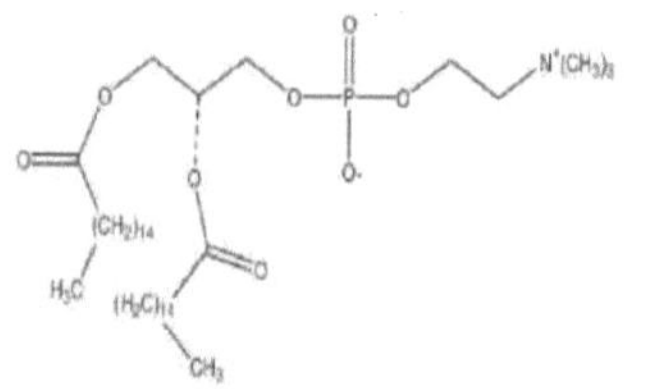

3.2.2. Denominação IUPAC:1, 2-Dipalmitoil-Sn-glicero-3- fosfariolcolina
3.2.3. For:m.ula empírica:C4oH8oNO8P
3.2.3. Massa molecular: 734,039 g/mol
3.2.4. Propriedades físico-químicas
Descrição:branco
Solubilidade: solúvel em etanol e outros solventes orgânicos
Ponto de fusão:229°c

3.2.6. Estabilidade e condições de armazenamento
Manter o recipiente bem fechado num local seco e bem ventilado.
A temperatura de armazenamento recomendada é de -20 °c

3.3. SPAN 60[62]
3.3.1. Estrutura

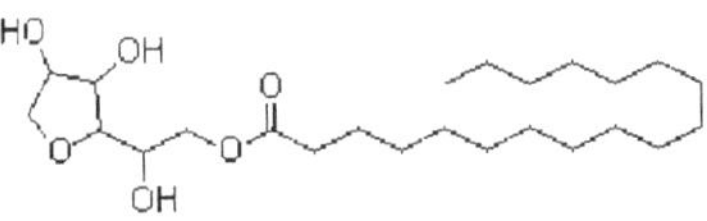

3.3.2. Fórmula empírica: C24H46O6

3.3.3. Massa molecular: 431

3.3.4. Sinónimo:Monoestearato de sorbitano,Arlacel 60

3.3.5. Propriedades físico-químicas

Descrição: Sólido cremoso

Solubilidade: Geralmente solúvel ou dispersável em óleos

Densidade: 1,056 gm/cm^3

Índice de acidez: 5-10

Valor HLB: 4.7

Índice de iodo: ≤ 1

Ponto de fusão: 54-57 °c

3.3.6. Estabilidade e condições de armazenamento

A formação gradual de sabão ocorre com ácidos ou bases fortes; os ésteres de sorbitano são estáveis em ácidos ou bases fracos. Deve ser armazenado num recipiente bem fechado, num local fresco e seco.

3.3.7. Segurança

O Span 60 é amplamente utilizado em cosméticos, produtos alimentares e formulações farmacêuticas orais e tópicas e é geralmente considerado como um material não tóxico e não irritante.

3.3.8. Aplicações

Utilizado como agente emulsionante, tensioativo não iónico, agente solubilizante, humectante, dispersante e agente de suspensão. Amplamente utilizado em cosméticos, produtos alimentares e como agente emulsionante em emulsões, cremes e pomadas.

3.4. COLESTEROL[63]

3.4.1. Estrutura

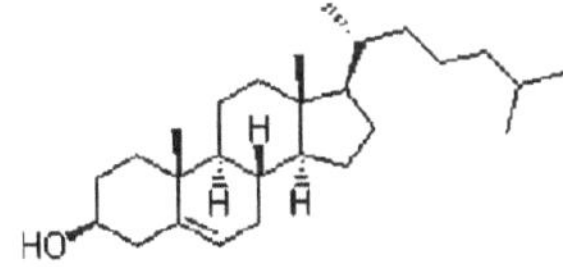

3.4.2. Fórmula empírica: C27H46O

3.4.3. Massa molecular: 386,67

3.4.4. Sinónimos: Colesterina, colesterolum

3.4.5. Denominação química: Colest-5-en-3p-ol

3.4.6. Propriedades físico-químicas

Descrição: Ocorre sob a forma de grânulos brancos ou ligeiramente amarelos

Densidade: 1,052 gm/cm^3
Ponto de fusão: 147-150 °c
Constante dieléctrica: 5,41
Solubilidade: Solúvel em clorofórmio, acetona, praticamente insolúvel em água.

3.4.7. Estabilidade e condições de armazenamento

O colesterol é estável e deve ser armazenado num recipiente bem fechado, protegido da luz.

3.4.8. Segurança

O colesterol é geralmente considerado como um material essencialmente não tóxico e não irritante nos níveis empregues como excipiente. O colesterol é frequentemente derivado de fontes animais, o que deve ser feito em conformidade com os regulamentos para consumo humano. O risco de contaminação por encefalopatia espongiforme bovina tem causado alguma preocupação relativamente à utilização de colesterol de origem animal em produtos farmacêuticos. No entanto, foram desenvolvidos métodos sintéticos de fabrico de colesterol.

3.4.9. Precauções de manuseamento

Foram observadas as precauções normais adequadas às circunstâncias e à quantidade de material manuseado. Recomenda-se o uso de luvas de borracha ou plástico, proteção ocular e máscara respiratória. Pode ser nocivo após inalação ou ingestão de grandes quantidades, ou durante períodos de tempo prolongados, devido ao possível envolvimento do colesterol na aterosclerose e nos cálculos biliares. Pode ser irritante para os olhos. Quando aquecido até à decomposição, o colesterol emite fumo acre e fumos irritantes.

3.4.10. Aplicações

O colesterol é utilizado em cosméticos e formulações farmacêuticas tópicas em concentrações de 0,3-5,0 %w/w como agente emulsionante. Confere poder de absorção de água a uma pomada e tem atividade emoliente.

3.5. ÁCIDO ESTEÁRICO[64]
3.5.1. Estrutura

3.5.2. Fórmula molecular: C₁₈H₃₆O₂
3.5.3. Massa molecular: 284,48
3.5.4. Sinónimos: Ácido isoesteárico, ácido cetilacético, ácido 1-heptadecano carboxílico
3.5.5. Denominação IUPAC: Ácido octadecanóico
3.5.6. Propriedades físico-químicas
Descrição: Trata-se de um sólido ceroso de cor branca a amarela
Densidade: 0,847 gm/cm^3

Ponto de fusão: 68,8 °c
Solubilidade: Ligeiramente solúvel em etanol, insolúvel em água

3.5.7. Estabilidade e condições de armazenamento

O produto é estável e o recipiente deve ser mantido bem fechado numa área fresca e bem ventilada.

3.5.8. Manuseamento

Deve ser mantido afastado do calor e de fontes de ignição e o pó não deve ser respirado.

3.5.9. Aplicações

Nas formas de dosagem farmacêutica, o ácido esteárico é utilizado como agente emulsionante, agente solubilizante, lubrificante de comprimidos e cápsulas. Também é comummente encontrado em loções, detergentes, sabonetes e champôs, e é um componente natural do cacau e da manteiga de karité. É utilizado como indutor de carga na preparação de sistemas vesiculares como lipossomas e niosomas.

3.6 POLIETILENOGLICOL[65]

O polietilenoglicol (PEG) é um polímero hidrofílico constituído por unidades repetidas de óxido de etileno.

3.6.1. Estrutura química

$$HO\!\!-\!\!\left[CH_2\!\!-\!\!O\!\!-\!\!CH_2\right]_z\!\!-\!\!OH$$

3.6.2. Fórmula molecular: $C_{2n}H_{4n+2}O_{n+i}$

3.6.3. Massa molecular: 10.000

3.6.4. Denominação IUPAC: Poli (oxietileno)

3.6.5. Propriedades físico-químicas

Descrição: cor branca ou esbranquiçada, com um odor doce

Ponto de fusão: 131- 140°c

Viscosidade: 320 a 100°c

Solubilidade: miscível em água

Densidade: 1,15-1,21 g/cm³ a 25°c

Ponto de inflamação:55-63°c

3.6.6. Estabilidade e condições de armazenamento:

Os polietilenoglicóis são quimicamente estáveis no ar e em solução, embora os graus com um peso molecular inferior a 2000 sejam higroscópicos. Os polietilenoglicóis não favorecem o crescimento microbiano e não se tornam rançosos. Os polietilenoglicóis e as soluções aquosas de polietilenoglicol podem ser esterilizados por autoclavagem, filtração ou irradiação gama.

3.6.7. Incompatibilidade:

Os glicóis não são compatíveis com a penicilina, a bicitracina, o iodo, o iodeto de potássio, o sorbitol, o ácido tânico e os sais de bismuto. Os glicóis também não são adequados para polietileno, baquelite e celulóides.

3.6.8. Aplicações:

Os polietilenoglicóis (PEG) são amplamente utilizados numa variedade de formulações farmacêuticas, incluindo preparações parenterais, tópicas, oftálmicas, orais e rectais. O polietilenoglicol tem sido utilizado experimentalmente em matrizes poliméricas biodegradáveis utilizadas em sistemas de libertação controlada.

Nos revestimentos por película, os graus sólidos de polietilenoglicol podem ser utilizados isoladamente para o revestimento por película de comprimidos ou podem ser úteis como materiais de polimento hidrofílicos. Os graus sólidos são também amplamente utilizados como plastificantes em conjunto com polímeros formadores de película.

3.7. ÁLCOOL POLIVINÍLICO[66]
3.7.1. Estrutura química

$$\left[\begin{array}{c} OH \\ | \\ \end{array}\right]_n$$

3.7.2. Fórmula molecular:(C2H4O) n
3.7.3. Massa molecular: -200 000
3.7.4. Denominação IUPAC: Poli(1-hidroxietileno)
3.7.5. Propriedades físico-químicas
Descrição: pó granular **inodoro,** de cor branca a creme.
Ponto de fusão: 228°C
Viscosidade: 40.0-65.0 a 20°C
Solubilidade: Solúvel em água; ligeiramente solúvel em etanol

3.7.6. Estabilidade e condições de armazenamento:

O álcool polivinílico é estável quando armazenado num recipiente hermeticamente fechado, num local fresco e seco. As soluções aquosas são estáveis em recipientes selados e resistentes à corrosão. Podem ser adicionados conservantes à solução se for necessário um armazenamento prolongado. O álcool polivinílico sofre uma degradação lenta a 100°c e uma degradação rápida a 200°c; é estável quando exposto à luz.

3.7.7. Manuseamento:

Observar as precauções normais adequadas às circunstâncias e à quantidade de material manuseado. Recomenda-se a utilização de proteção ocular e luvas. O pó de álcool polivinílico pode ser irritante por inalação. Manusear num ambiente bem ventilado.

3.7.8. Aplicações:

O álcool polivinílico é utilizado principalmente em formulações farmacêuticas tópicas e oftálmicas; é utilizado como agente estabilizador de emulsões (0,25-3,0% p/v). O álcool polivinílico é também utilizado como um agente de aumento de viscosidade para formulações viscosas, tais como produtos oftálmicos.

É utilizado em lágrimas artificiais e soluções para lentes de contacto para fins de lubrificação, em formulações de libertação prolongada para administração oral(4) e em adesivos transdérmicos.(5) O álcool polivinílico pode ser transformado em microesferas quando misturado com uma solução de glutaraldeído.(6)regeneração do epitélio da córnea.

4. MÉTODOS DE PREPARAÇÃO E AVALIAÇÃO

4.1 Método analítico para a estimativa da didanosina

Foram desenvolvidos diferentes métodos analíticos para a determinação da didanosina em fluidos biológicos como plasma, soro, urina e formulações farmacêuticas com base em cromatografia líquida de alta resolução (HPLC)[67], cromatografia em camada fina, cromatografia líquida com espetrometria de massa em tandem, espetrometria de massa, espetrofotometria UV-visível[68].

No presente estudo, foi utilizado o método espetrofotométrico UV para a estimativa da didanosina a uma absorvância de 250 nm em tampão fosfato pH 7,4.

4.1.1. Construção da curva de calibração da didanosina (DDI)

4.1.1.1. Solução de reserva

A didanosina, com um peso de 50 mg, foi dissolvida em água destilada e completada até 50 ml. Da solução acima referida foram retirados e completados 100 ml com tampão fosfato salino de pH 7,4 para obter uma concentração de 10 ng/ml. Esta solução é utilizada como solução-mãe.

4.1.1.2. Soluções standard

A partir da solução-mãe, foram retirados 2,4,6,8,10 ml de soluções e aumentados para 10 ml utilizando tampão fosfato pH 7,4 para obter soluções-padrão de 2,4,6,8,10 pg/ml, respetivamente. A absorvância destas soluções foi medida a 250 nm contra um tampão fosfato de pH 7,4 como branco, utilizando um espetrofotómetro de UV. Foi traçada uma curva de calibração entre a absorvância e a concentração de DDI. A equação de regressão para a linha reta foi derivada utilizando a quantidade de DDI em tampão fosfato de pH 7,4.

Os resultados estão tabelados no **Quadro 4.1** e a curva de calibração é apresentada na **Fig. 4.1,**

4.1.2. . Resultados e discussão

O método obedeceu à lei de Beer no intervalo de concentração de 210 pg/ml e foi adequado para a estimativa da DDI a partir das soluções de amostra. O valor do coeficiente de correlação foi de 0,999, o que indica uma correlação positiva entre a concentração de DDI e os valores de absorvância correspondentes. A linha de regressão que descreve a relação entre a concentração e a absorvância é a seguinte

$$y = 0{,}052\, x + 0{,}002$$

Em que y é a absorvância a 250 nm e x é a concentração de didanosina em pg/ mL

Tabela 4.1: Valores de concentração Vs absorvância da didanosina

Concentration (μg/ml)	Absorbance values
0	0
2	0.109 ± 0.08
4	0.200 ± 0.04
6	0.301 ± 0.01

8	0.402 ± 0.02
10	0.512 ± 0.07

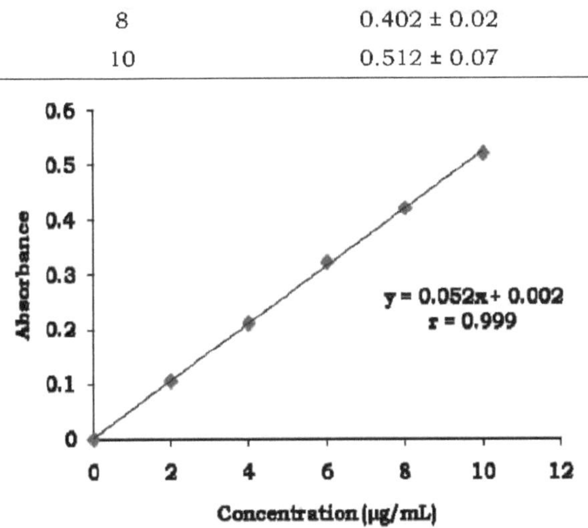

Fi .4.1: Curva de calibração da did nosina (DDI) em tampão fosfato pH 7,4

4.2. Preparação das vesículas[38] [39]

As suspensões vesiculares com fármaco foram preparadas pelo método de injeção de etanol para um lote de 20 ml. Num copo, foram colocadas quantidades precisas de DPPC e/ou Span 60, colesterol e ácido esteárico, que foram dissolvidas em 1 ml de etanol e aquecidas a 60°C. A mistura monofásica de etanol foi injectada lentamente através de uma agulha de calibre 14 a uma velocidade de 0,25 ml/min num copo que continha quantidades pesadas de didanosina em 20 ml de tampão fosfato de pH 7,4 mantido a uma temperatura de 60°C, sob agitação a 500 rpm (agitador magnético Remi), utilizando uma esfera revestida de teflon. O sistema foi submetido a evaporação durante 45 minutos para remover o etanol. A fase aquosa tornou-se imediatamente leitosa devido à formação de vesículas. Foi adicionado tampão para ajustar o volume da suspensão vesicular final a 20 ml. A suspensão foi filtrada através de filtros de 0,02pm (Ultipor GF Plus®, Pall Corporation, Pall India Pvt. Ltd., Mumbai, Índia) para obter uma distribuição uniforme do tamanho. Além disso, foi refrigerado durante 2 horas para uma selagem eficaz das vesículas. Os lotes foram designados de L30:15, L60:30, L90:45 para os lipossomas e N30:15, N60:30, N90:45 para os niosomas e armazenados em condições de refrigeração (2-8°C).

4.3 Caracterização das vesículas
4.3.1. Conteúdo do medicamento

A suspensão vesicular (1mL) foi pipetada e lisada com metanol. Foi ainda diluída com tampão fosfato de pH 7,4 e a concentração de DDI foi determinada por espetrofotómetro UV-Visível a um X max de 250 nm.

4.3.2. Medição do tamanho das vesículas[69]

O tamanho das vesículas e a distribuição do tamanho das suspensões com fármaco foram determinados utilizando o Zetasizer 300HSA (Malvern Instruments, Malvern, Reino Unido) com base na espetroscopia de correlação de fotões. A análise foi efectuada durante 60 segundos à temperatura ambiente, mantendo o ângulo de deteção a 90°. O índice de polidispersão (PI) foi determinado como uma medida da homogeneidade do tamanho das partículas das vesículas preparadas. Um valor pequeno de PI (< 0,3) indica uma população homogénea de vesículas.

4.3.3. Potencial zeta (determinação Q)[(70)]

A carga na superfície das vesículas carregadas com o fármaco foi determinada utilizando o Zetasizer 300HSA (Malvern Instruments, Malvern, Reino Unido). O tempo de análise foi mantido durante 60 segundos e foi determinado o potencial zeta médio na dispersão vesicular.

O potencial Zeta é uma propriedade física que é exibida por qualquer partícula em suspensão. Pode ser utilizado para otimizar as formulações de suspensões e emulsões. O conhecimento do potencial zeta pode reduzir o tempo necessário para produzir formulações experimentais. É também uma ajuda na previsão da estabilidade a longo prazo. A camada líquida que envolve a partícula existe em duas partes: uma região interior (camada de Stern) onde os iões estão fortemente ligados e uma região exterior (difusa) onde estão menos firmemente associados. A estabilização eletrostática ou de carga tem a vantagem de estabilizar ou flocular um sistema através da simples alteração da concentração de iões no sistema. O potencial neste limite (superfície de cisalhamento hidrodinâmico) é o potencial zeta. A magnitude do potencial zeta dá uma indicação da estabilidade potencial do sistema coloidal. A linha divisória geral entre suspensões estáveis e instáveis é geralmente tomada em +30 ou -30 mV. As partículas com potenciais zeta mais positivos do que +30 mV ou mais negativos do que -30 mV são normalmente consideradas estáveis. No entanto, se as partículas tiverem uma densidade diferente da do dispersante, acabarão por sedimentar formando um leito compactado (ou seja, um bolo duro).

4.3.4. Eficiência de aprisionamento[71]

A eficiência de aprisionamento da suspensão foi estimada utilizando o método de ultracentrifugação. Um volume de suspensão vesicular equivalente a 4 mg de concentração de fármaco foi centrifugado a 1500 rpm durante 45 minutos utilizando uma centrífuga de refrigeração Remi. O sobrenadante que continha o fármaco não incorporado foi retirado e lisado com metanol e, após diluições adicionais com tampão fosfato de pH 7,4, a absorvância foi medida a 250 nm utilizando um espetrofotómetro UV. Todos os determinantes foram efectuados em triplicado. A quantidade de fármaco não contido nas vesículas foi determinada do seguinte modo

$$EE\ (\%) = [(C_d\text{-}C)/C_d]* 100 \longrightarrow \textbf{Eq.4.1}$$

Em que Cd é a concentração do fármaco total e C é a concentração do fármaco não contido

O método de ultracentrifugação para medir a eficiência do aprisionamento fornece a quantidade de fármaco em três regiões do sistema vesicular. A quantidade adsorvida na membrana vesicular, a quantidade incorporada na bicamada da membrana da vesícula e a quantidade incorporada na fase interna do núcleo. A lamelaridade e a solubilidade do fármaco no meio influenciam a capacidade de aprisionamento das vesículas.

4.3.5. Estudos de libertação *in vitro*[72]

Os estudos de libertação do fármaco *in vitro* foram realizados utilizando o processo de diálise. A membrana de diálise 50 obtida da HiMedia pharmaceuticals, Mumbai, Índia, cujo corte molecular é 500D, foi embebida durante a noite em tampão fosfato de pH 7,4 e uma extremidade da membrana foi firmemente fechada através da outra extremidade, tendo sido carregado e firmemente fechado um volume de suspensão vesicular equivalente a 4 mg. Esta foi colocada num copo com 500 ml de solução tampão fosfato de pH 7,4 e toda a experiência foi efectuada a 100 rpm e mantida a uma temperatura de 25-37±0,5°C. Foram retirados 5 ml de alíquotas em intervalos de tempo pré-determinados (isto é, 1, 2, 4, 6, 8, 10, 12 e 24 horas). Substituiu-se a mesma quantidade de tampão fresco para manter o volume constante. As amostras foram analisadas a 250 nm utilizando um espetrofotómetro de UV com referência à curva de calibração da DDI construída

4.3.6. Cinética de libertação de fármacos[73]

A fim de compreender a cinética e os mecanismos de libertação do fármaco, o resultado do estudo de libertação do fármaco *in vitro* do lote optimizado das suspensões vesiculares foi ajustado com várias equações cinéticas, como ordem zero (% libertada cumulativa vs. tempo), primeira ordem (log % fármaco restante vs. tempo), modelo de Higuchi (% libertada cumulativa vs. raiz quadrada do tempo) e Peppas (log % libertação fármaco vs. log tempo). Os valores de K e r foram calculados para a curva linear obtida por análise de regressão dos gráficos acima referidos.

4.3.6. Microscopia eletrónica de varrimento (MEV)[74]

A morfologia dos sistemas vesiculares foi estudada por microscopia eletrónica de varrimento utilizando o instrumento HITACHI Benchtop SEM TM3030. Não é necessária qualquer preparação separada da amostra, como o revestimento com películas metálicas, e a amostra foi examinada com uma ampliação de 60000X.

4.3.7. Espectroscopia de infravermelhos com transformada de Fourier (FTIR)[75]

A interação fármaco-polímero desempenha um papel importante no que diz respeito à libertação do fármaco da formulação, entre outros. Existe sempre a possibilidade de interação fármaco-polímero na formulação devido ao seu contacto íntimo. A técnica utilizada na presente investigação para estudar a interação entre o fármaco e o polímero é a espetroscopia de infravermelhos com transformada de Fourier (FTIR). A análise espetral de infravermelhos de amostras puras de didanosina, dipalmitoil fosfatidil colina (DPPC), Span60, colesterol, ácido esteárico, álcool polivinílico (PVA), juntamente com formulações combinadas de lipossomas e niosomas, foi efectuada utilizando o espetrofotómetro de infravermelhos com transformada de Fourier (espetrofotómetro Bruker FTIR) e o software Opus. Os espectros de infravermelhos foram obtidos contra um fundo de KBr.

4.3.8. Estudos de estabilidade[76]
As formulações vesiculares optimizadas revestidas com PVA foram submetidas a estudos de estabilidade à temperatura ambiente (25-30°C) e também em condições de refrigeração (2-8°C) durante 3 meses.

4.4 Preparação de vesículas circulantes longas
Foi utilizado um lote optimizado de formulações vesiculares (L60:30 e N60:30) com base no tamanho ótimo das partículas, na maior eficiência de aprisionamento e na máxima libertação do fármaco para o revestimento de polímero, a fim de aumentar o tempo de circulação. O polietilenoglicol 10000 e o álcool polivinílico (PVA) foram selecionados como polímeros para conferir um revestimento hidrofílico. Com base no trabalho anterior realizado no nosso laboratório, foram utilizados 2 ml de concentrações de 10% p/v e 5% p/v de PEG 10000 e PVA, respetivamente, para a preparação de vesículas de longa circulação.

CAPÍTULO 5

5. RESULTADOS E DISCUSSÃO

5.1 Desenvolvimento de formulações

A didanosina (DDI) é um medicamento nucleósido antirretroviral utilizado eficazmente no tratamento HAART para tratar o VIH-SIDA. A biodisponibilidade da DDI é de 30-50%.

A biodisponibilidade reduzida da DDI e a instabilidade face aos ácidos gástricos são a razão da eliminação precoce do fármaco quando administrado por via oral.

O objetivo da investigação é desenvolver uma formulação que ultrapasse as desvantagens acima mencionadas e diminua a frequência da dose, administrando o fármaco por via parentérica, e que também aumente o seu tempo de circulação, desenvolvendo vesículas de longa circulação utilizando diferentes polímeros hidrofílicos.

Embora muitos métodos diferentes de preparação sejam viáveis para o desenvolvimento de vesículas (tanto lipossomas como niosomas), no presente estudo, sendo o DDI um fármaco hidrofílico, o encapsulamento máximo ocorre no núcleo aquoso interno das vesículas e não nas lamelas lipídicas externas. Assim, para obter o máximo de encapsulamento do fármaco, são necessárias vesículas unilamelares, que podem ser facilmente preparadas utilizando o método de injeção de etanol, sendo este método também económico.

No presente estudo, o Span 60 foi utilizado na preparação niosomal devido à sua natureza não tóxica e biocompatível e à elevada temperatura de transição de fase dos Spans em comparação com os Tweens, que é responsável pela estabilidade das vesículas e pelo empacotamento compacto do fármaco, e a dipalmitoilfosfatidilcolina (DPPC) foi utilizada como base lipídica porque a DPPC, com uma temperatura de transição de fase de 44°C, apresenta uma melhor estabilidade e aprisiona o fármaco no seu núcleo lipídico de forma eficaz. Sabe-se que os esteróis, como o colesterol, melhoram o aprisionamento do fármaco e a estabilidade dos niosomas, tanto *in vitro* como *in vivo*. *Uma* molécula de esterol insere-se na membrana vesicular com o seu grupo hidroxi orientado para o domínio aquoso e a cadeia alifática alinhada paralelamente às cadeias acilo dos fosfolípidos no centro da bicamada.

Os indutores de carga são normalmente adicionados às vesículas para conferir uma carga superficial que minimize ou evite a aglomeração, melhorando assim a estabilidade física dos niosomas.

Para a presente investigação, o ácido esteárico foi utilizado como indutor de carga. O polietilenoglicol (PEG 10000) e o PVA foram utilizados para formular as suspensões vesiculares furtivas.

As suspensões de lipossomas foram formuladas utilizando DPPC e colesterol em diferentes proporções, enquanto os niosomas foram formulados com Span 60 e colesterol em diferentes proporções, como se mostra na **Tabela 5.1**

As formulações foram atribuídas com números de lote como L30:15, L60:30, L90:45 e N30:15, N60:30, N90:45 para lipossomas e niosomas, respetivamente.

Quadro 5.1 Formulação das vesículas

Ingredients (mg)	L30:15	L60:30	L90:45	N30:15	N60:30	N90:45
Didanosine	20	20	20	20	20	20
DPPC	30	60	90	--	--	--
Span 60	--	--	--	30	60	90
Cholesterol	15	30	45	15	30	45
Stearic acid	20	20	20	20	20	20

5.2. Caracterização das vesículas
5.2.1. Teor do medicamento

O teor percentual de fármaco de todas as formulações lipossómicas e niosomais estava dentro dos limites farmacopéicos padrão, ou seja, 90-110%, pelo que todas as formulações estavam dentro dos limites padrão, o que confirmava a distribuição uniforme do fármaco.

Aqui, a formulação L60:30 mostrou um teor máximo de fármaco de 96,6+0,53%, enquanto a formulação niosomal N90:45 mostrou um teor máximo de fármaco de 94,6±0,41%.

Isto explica o efeito do colesterol na formação da camada externa e também na capacidade de encapsulação do fármaco, as fonfentações com colesterol aumentado tendem a apresentar um maior enfraquecimento do fármaco, uma vez que se verificou uma diminuição do fármaco nas fonfentações com fonfentações com Ifpfd aumentado, uma vez que o fármaco, antes da hidratação, não se alterou para as fonfentações com Ifpfd-folestefol aumentado, Na fase dos nfossomas, houve uma constante diminuição da fonte antes da utilização de uma dose de anfiflofina no fonff sfffaftant Span 60 fn fts oftef fofe.

QuadroS.2. Teor de fármaco das formulações vesiculares

Formulations	Drug content(%) ± s.d
L30:15	92.5± 0.15
L60:30	**96.6±0.53**
L90:45	89.3±0.71
N30:15	85.1±0.97
N60:30	93.5±0.42
N90:45	94.6±0.41

cada valor representa a média ± s.d. (n=3)

5.2.2. Tamanho e distribuição do tamanho das vesículas

Os resultados apresentados na **Tabela 5.3 e** na **Fig.5.1** indicam um efeito profundo do lípido-colesterol e/ou do surfactante-colesterol

As concentrações mais baixas de colesterol permitiram a absorção de água no compartimento aquoso da vesícula, aumentando o volume aquoso e, consequentemente, o tamanho da vesícula, ao passo que a elevada lipofilicidade produzida por níveis mais elevados de colesterol impediu a absorção de água através da bicamada, provocando uma redução do tamanho. O índice de polidispersão (PDI) das vesículas situa-se no intervalo de 0,1-0,4, as formulações vesiculares com PDI no intervalo de 0,3-0,4 mostram que as vesículas estavam uniformemente distribuídas, provavelmente devido à concentração de colesterol.

a)

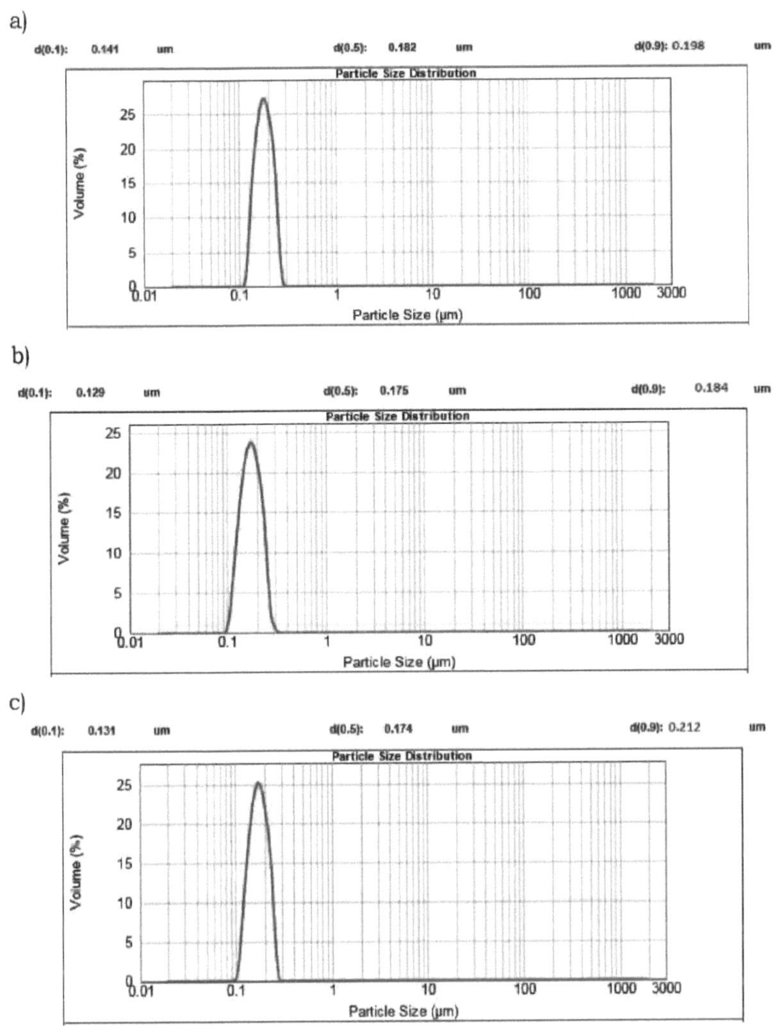

d)

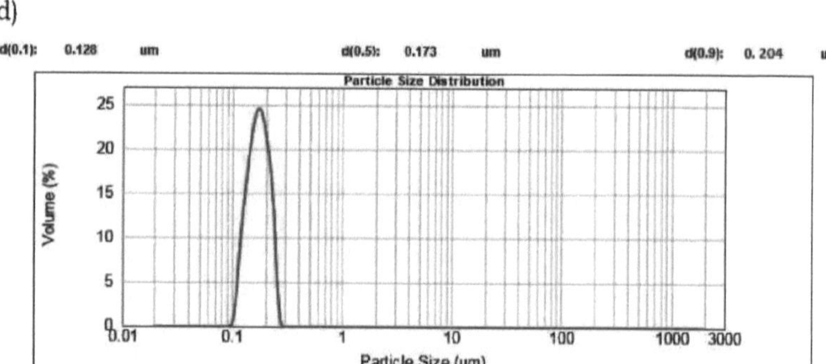

Fig.5.1. Distribuição do tamanho das partículas das formulações optimizadas a) L60:30, b) N60:30, c) Lipossomas de PVA, d) Niosomas de PVA

5.1.1. Potencial zeta (ζ)

O potencial zeta é o potencial elétrico da vesícula, incluindo a sua atmosfera iónica (camada esternal). A superfície das vesículas com carga negativa evita a agregação das vesículas. Um valor de $\zeta > \pm$ 30 mV é essencial para uma estabilidade efectiva e para inibir a agregação. Embora as formulações vesiculares preparadas possuam valores de potencial zeta que variam entre -14 mV e -24mV, as vesículas revestidas com PVA mostram uma estabilidade cinética suficiente com os seus valores de potencial zeta acima de -30mV.

Este facto pode dever-se à adição de ácido esteárico e ao aumento da resistência interlamelar entre bicamadas sucessivas, bem como à redução da probabilidade de agregação após a preparação das vesículas. As formulações lipossómicas L60:30 apresentaram um valor ζ de -14,69 mV e lote niosomal N60:30 apresentou um valor ζ mais elevado de -15,18 mV e as vesículas de longa circulação apresentaram um aumento drástico nos valores ζ devido à presença de revestimento polimérico exterior formado por PEG e PVA. O gráfico que representa a curva do potencial zeta é apresentado na **Fig.5.2.**

Tabela 5.3 Caracterização físico-química das vesículas

Formulation	Particle size(nm)	Polydispersity index (PDI)	Zetapotential (mV)
L30:15	238±0.11	0.195±0.14	-11.2±0.43
L60:30	**198±0.85**	**0.216±0.52**	**-14.69±0.76**
L90:45	254±0.37	0.383 ± 0.71	-8.2±0.94
PVA L60:30	**212±0.27**	**0.179±0.47**	**-32.4±0.35**
N30:15	226±0.59	0.218±0.72	-10.71±0.58
N60:30	**184±0.61**	**0.372±0.34**	**-15.18±0.47**
N90:45	241±0.40	0.440±0.11	-12.36±0.56
PVA N60:30	**204±0.70**	**0.185±0.96**	**-37.3±0.14**

cada valor representa a média ± s.d. (n=3)

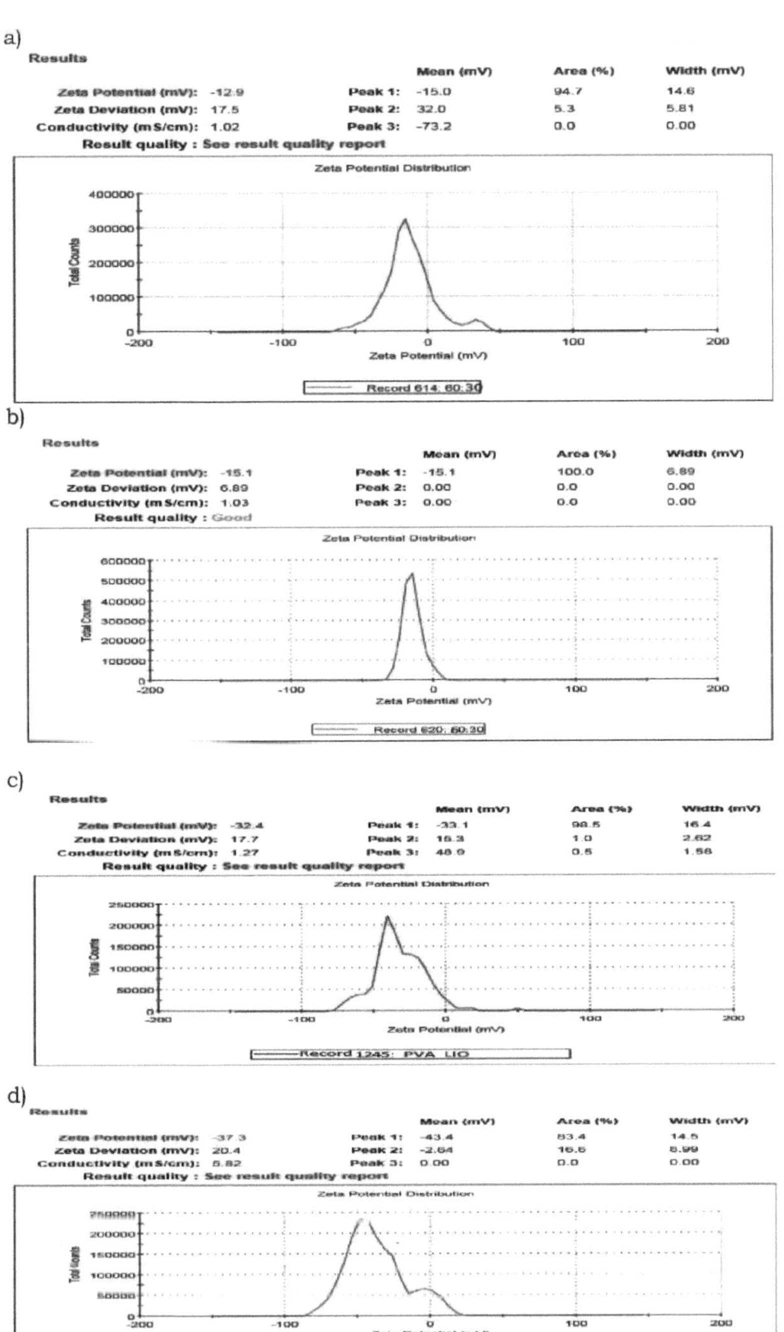

Fig.5.2.Valores do potencial zeta das formulações optimizadas a)L60:30, b)

N60:30, c) Lipossomas de PVA, d) Niosomas de PVA

5.1.2. Eficiência de aprisionamento (%E.E)

A %EE variou entre 60,87 ± 0,8% e 81,90 ± 0,2% e é mostrada na **Tabela 5.4**. Assumindo que o núcleo e a membrana das vesículas estavam saturados com meio, isso permitiria que a DDI se distribuísse por toda a vesícula. Foi observada uma relação proporcional entre a eficiência de aprisionamento da DDI e o tamanho da vesícula.

Verificou-se uma melhoria significativa e contínua da %EE com o aumento do teor de colesterol, mas concentrações mais elevadas de lípidos conduziram à rigidez das vesículas, o que, por sua vez, diminuiu a eficiência de aprisionamento. Nas formulações niosomais, é concebível que a concentração mais elevada de tensioativo, em virtude de proporcionar uma maior capacidade para acomodar o fármaco, tenha uma influência direta na eficiência de captação das vesículas. Também se observou que a %EE aumentava com o aumento do teor de colesterol, juntamente com a relação lípido/surfactante, o que contribuía para aumentar o espaço disponível para o carregamento do fármaco nas vesículas, mas o aumento da diferença entre a relação lípido/colesterol mostrava uma diminuição da eficiência de aprisionamento.

O lote lipossómico L60:30 apresentou a maior eficiência de aprisionamento com 81,09 ± 0,2231 e o lote niosomal N60:30 apresentou uma eficiência de aprisionamento de 75,94 ± 0,9860.

TabelaS.4. Eficiência de aprisionamento

Formulation	Entrapment efficiency±s.d. (%)
L30:15	76.64 ± 0.512
L60:30	**81.90 ± 0.2231**
L90:45	64.13 ± 0.9751
N30:15	66.89 ± 0.9104
N60:30	75.94 ± 0.9860
N90:45	60.87 ± 0.8818

cada valor representa a média ± s.d. (n=3)

5.2.5. Microscopia eletrónica de varrimento (SEM)

A microscopia eletrónica de varrimento (SEM) confirmou a formação de vesículas.

O varrimento das grelhas mostrou a presença de vesículas esféricas. Foram tiradas micrografias SEM da réplica da amostra para visualizar as vesículas. L60:30 e N60:30 foram selecionados como os lotes optimizados, uma vez que também mostraram a maior eficiência de aprisionamento de 81,9% e 75,9%, respetivamente. As dispersões LCV das formulações optimizadas formadas com revestimento de PVA foram analisadas em imagens SEM e também deram uma imagem aceitável no SEM mostrado na **Fig.5.3**.

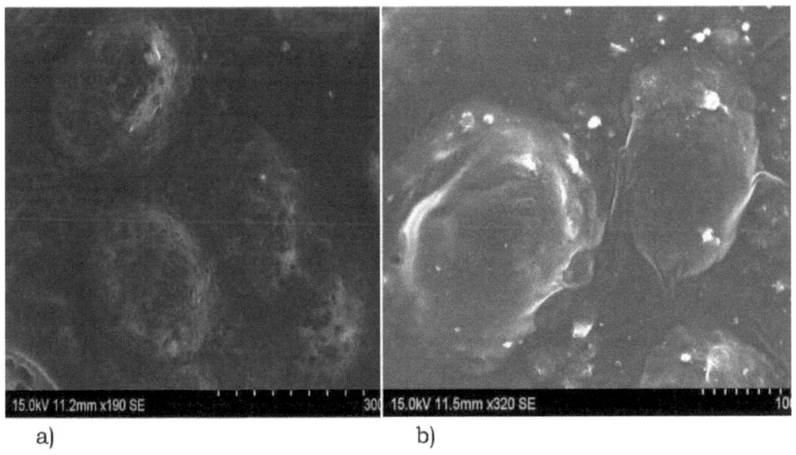

a)   b)

Fig.5.3.Imagem de microscopia eletrónica de varrimento (SEM) de vesículas revestidas com PVA a) lipossomas, b) niosomas

5.2.6. Libertação do fármaco *in vitro*

As suspensões vesiculares das formulações lipossomal e niosomal foram submetidas a estudos de libertação do fármaco *in vitro* utilizando o processo de diálise. Foi utilizada uma membrana de diálise com 500 ml de tampão fosfato de pH 7,4 a 37°C para a libertação das suspensões *in vitro*, utilizando um agitador magnético. A percentagem de libertação das vesículas carregadas com didanosina é apresentada na **Tabela** 5.5 e na Fig.5.4.

Tabela 5.5. Perfis de libertação de fármacos das vesículas convencionais Perfis de libertação de fármacos

Time	L30:15	L60:30	L90:45	N30:15	N60:30	N90:45
1	41.87±0.15	21.86±0.51	54.76±0.61	54.72±0.27	26.2±0.48	66.47±0.28
2	66.07±0.2	33.51±0.67	36.48±0.52	71.05±0.16	31.08±0.69	41.75±0.34
4	81.15±0.86	41.2±0.47	41.25±0.23	76.28±0.38	44.01±0.37	43.18±0.27
6	88.71±0.64	56.47±0.79	42.76±0.94	81.15±0.92	52.61±0.16	45.76±0.68
8	93.58±0.71	64.21±0.84	54.02±0.01	88.74±0.42	65.38±0.92	45.83±0.19
10	100.2±0.35	74.38±0.18	57.43±0.57	94.39±0.66	77.21±0.33	45.74±0.11
12	--	87.19±0.22	58.91±0.34	101.05±0.53	84.53±0.45	--
24	--	100.1±0.37	--	--	98.91±0.61	--

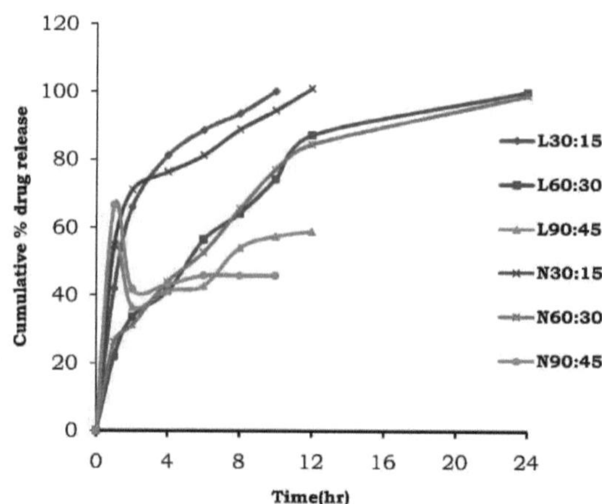

Fig.5.4.Perfis de libertação do fármaco *in vitro* das vesículas convencionais (lipossomas e niosomas)

A L60:30 apresentou uma libertação do fármaco de 100,1% em 24 horas, que foi a mais elevada para todas as formulações lipossomais, enquanto a L30:15 atingiu uma libertação de 100% em 1 hora, mas a L90:45 apresentou uma libertação irregularmente lenta, após 12 horas, embora a libertação não estivesse completa, tinha havido uma libertação estagnada sem qualquer aumento. O mesmo lote N60:30 de formulações niosomais mostrou apenas 98,1% de libertação durante 24 horas, enquanto N30:15 e N90:45 mostraram 101,5% nas últimas horas e apenas 45,74% de libertação nas últimas horas.

Os resultados mostraram perfis de libertação mais longos para os niosomas do que para os lipossomas, o que pode dever-se à natureza mais estável do Span 60 em comparação com o DPPC; o fármaco foi bem encapsulado nas vesículas formuladas com proporções de 60:30 em comparação com outras proporções. Os perfis de libertação das formulações lipossomal e niosomal revelaram que a relação lípido-colesterol e surfactante-colesterol desempenham um papel importante na libertação do fármaco.

5.2.7. Cinética de libertação

Os dados obtidos a partir da formulação optimizada foram ajustados a várias equações cinéticas, como as de ordem zero, primeira ordem, Higuchi e Peppas, para determinar a ordem de libertação e o mecanismo de libertação do fármaco. A cinética de libertação é apresentada na **Tabela** 5.6 e nas **Fig. 5.5.1** e **Fig. 5.5**.2 para os lipossomas e os niosomas, respetivamente.

TabelaS.6. Cinética de libertação das formulações vesiculares optimizadas.

Batch name	Zero order		First order		Higuchi	Peppas	
	K_0	r	K_1	r	r	R	n

| L60:30 | 3.91 | 0.905 | -0.14 | **0.976** | 0.986 | **0.989** | 0.498 |
| N60:30 | 3.82 | 0.902 | -0.18 | **0.987** | 0.986 | **0.987** | 0.462 |

A partir dos gráficos de regressão linear, a libertação do fármaco seguiu a cinética de libertação de primeira ordem, tal como indicado pelos valores "r" mais elevados de 0,97 e 0,98 em comparação com 0,90 de ordem zero para ambas as formulações. O mecanismo de libertação do fármaco para as dispersões lipossomal e niosomal seguiu o modelo de difusão de Peppas com um valor de r de 0,997, que foi superior ao valor de r de difusão de Higuchi de 0,986, e o tipo de difusão foi do tipo Ficikian, tal como indicado pelo "n" do gráfico de Peppas, ou seja, 0,49 e 0,46, respetivamente, para os lipossomas e os niosomas.

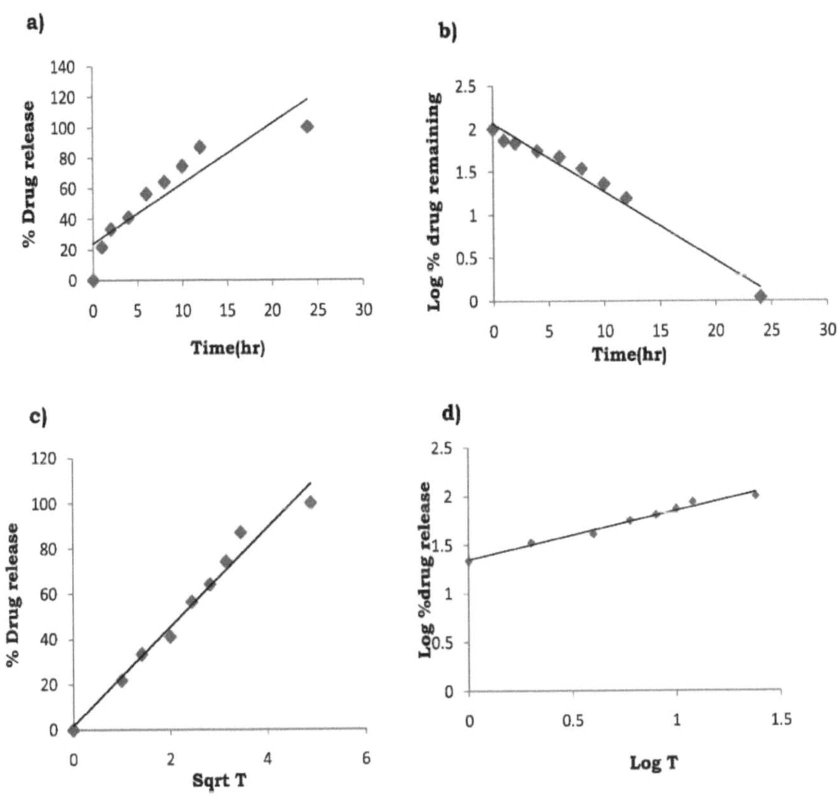

Fig.5.5.1.Cinética de libertação de fármacos de lipossomas convencionais a) Ordem zero, b) Primeira ordem, c) Higuchi d) Gráfico de Peppas

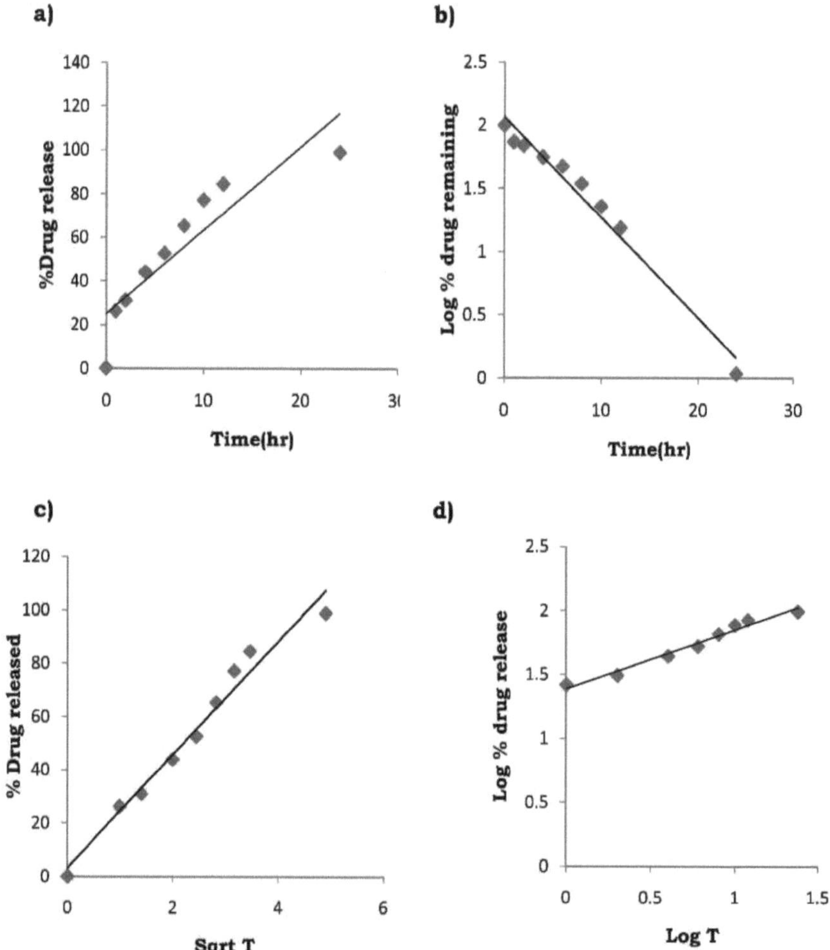

Fig.5.5.2.Cinética de libertação de fármacos dos biossomas convencionais a) Ordem zero, b) Primeira ordem, c) Higuchi d) Gráfico de Peppas

5.3 Otimização de suspensões vesiculares

5.3.1. Suspensão vesicular convencional

Com base no tamanho da partícula, na eficiência de aprisionamento, na capacidade de carga do fármaco e na libertação máxima do fármaco durante um período mais longo, foi optimizada uma formulação para cada um dos lipossomas e dos niosomas.

A formulação lipossomal do lote L60:30, com uma eficiência de aprisionamento de 81,90 ± 0,2231%, um tamanho de partícula de 198 ± 0,85 nm, um potencial zeta de -14,69 ± 0,76 e uma libertação de fármaco *in vitro* de 100,1% em 24 horas, foi considerada a formulação optimizada em comparação com os outros lotes. No caso das formulações niosomais, das três proporções formuladas, a N60:30 foi optimizada com um tamanho de partícula de 184±0,06nm, eficiência de aprisionamento de 75,94±0,9860% e libertação máxima do fármaco de 100,21% em 24 horas e também mostrou um potencial zeta de -15,18+0,47. Assim, com base nos resultados acima referidos, estes dois lotes foram optimizados para estudos posteriores.

5.4 Vesículas longas em circulação

Os lotes optimizados de dispersões, ou seja, L60:30 e N60:30, foram convertidos em dispersões de longa circulação utilizando diferentes polímeros hidrofílicos como PEG 10000, PVA.

A partir dos resultados obtidos para a libertação do fármaco, o PVA foi optimizado como o melhor polímero para revestir as vesículas e aumentar o tempo de circulação, ou seja, foi obtido um máximo de 101,2% e 100,12% em 36 horas para os lipossomas e os niosomas, respetivamente, durante os estudos de libertação do fármaco *in vitro*, como se mostra na Tabela **5.7 e** na **Fig. 5.6.**

5.4.1. Libertação do fármaco *in vitro* de vesículas de longa circulação

Nos primeiros intervalos, a libertação do fármaco foi rápida devido à libertação do fármaco ligado aos polímeros hidrofílicos; posteriormente, a libertação estabilizou e observou-se uma libertação constante mas contínua.

Tabela.5.7. Perfis de libertação de fármacos de vesículas de longa circulação

Time	Liposomes		Niosomes	
	PEG10.000	PVA	PEG10,000	PVA
1	46.87±0.56	44.15±0.24	41.51±.47	39.18±0.96
2	48.97±0.17	46.03±0.31	54.26±0.10	48.49±0.34
4	53.11±0.33	49.32±0.56	60.97±0.06	53.02±0.21
6	62.48±0.58	52.89±0.88	66.5±0.88	60.81±0.58
8	71.19±0.79	63.37±0.94	72.51±0.51	67.5±0.02
10	78.45±0.14	68.94±0.14	86.25±0.35	73.89±0.74
12	83.17±0.99	73.09±0.77	91.35±0.61	78.59±0.53
24	92.78±0.51	87.68±0.51	96.6±0.49	84.62±0.32
30	100.02±0.66	93.54±0.10	98.67±0.57	91.34±0.91
36	--	**101.2±0.09**		**100.12+0.70**

Cada valor representa a média±s.d. (n=3)

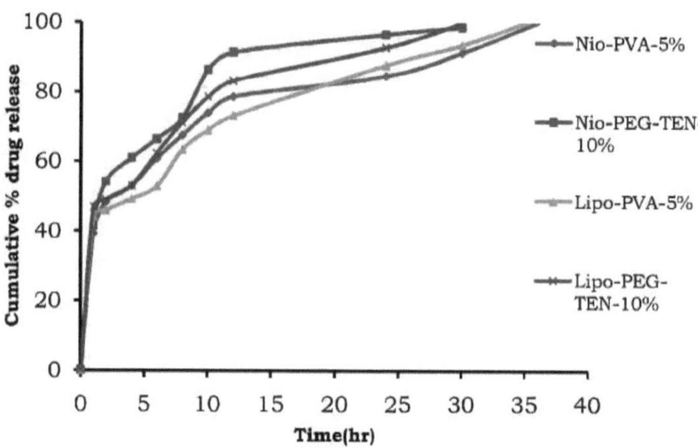

Fig.5.6.Perfis de libertação cumulativa do fármaco de vesículas de longa circulação

Observou-se um máximo de 101,2+0,09% às 36 horas para os lipossomas revestidos com PVA, ao passo que a mesma formulação de niosomas deu uma libertação de 100,12±0,70% em 36 horas, o que foi uma libertação muito boa em comparação com as formas convencionais, tendo sido obtido o resultado desejado de libertação prolongada.

5.4.2. Cinética de libertação das vesículas longas em circulação

Os dados obtidos a partir das formulações LCV para ambos os lipossomas e niosomas foram ajustados a várias equações cinéticas como ordem zero, primeira ordem, Higuchi e Peppas para determinar o mecanismo de libertação do fármaco.

A cinética de libertação é apresentada na **Tabela** 5.8 e nas **Fig.5.7.1** e **Fig.5.7.2 para os** lipossomas e os niosomas, respetivamente.

Tabela 5.8. Cinética de libertação de vesículas longas em circulação

Batch name	Zero order		First order		Higuchi	Peppas	
	K_0	r	K_1	r	r	r	n
L PVA	1.99	0.8717	-0.07	0.983	0.960	0.966	0.498
L PEG	2.36	0.8209	-0.09	0.970	0.944	0.972	0.462
N PVA	1.88	0.8282	-0.06	0.956	0.944	0.991	0.254
N PEG	2.36	0.7810	-1.24	0.983	0.926	0.978	0.260

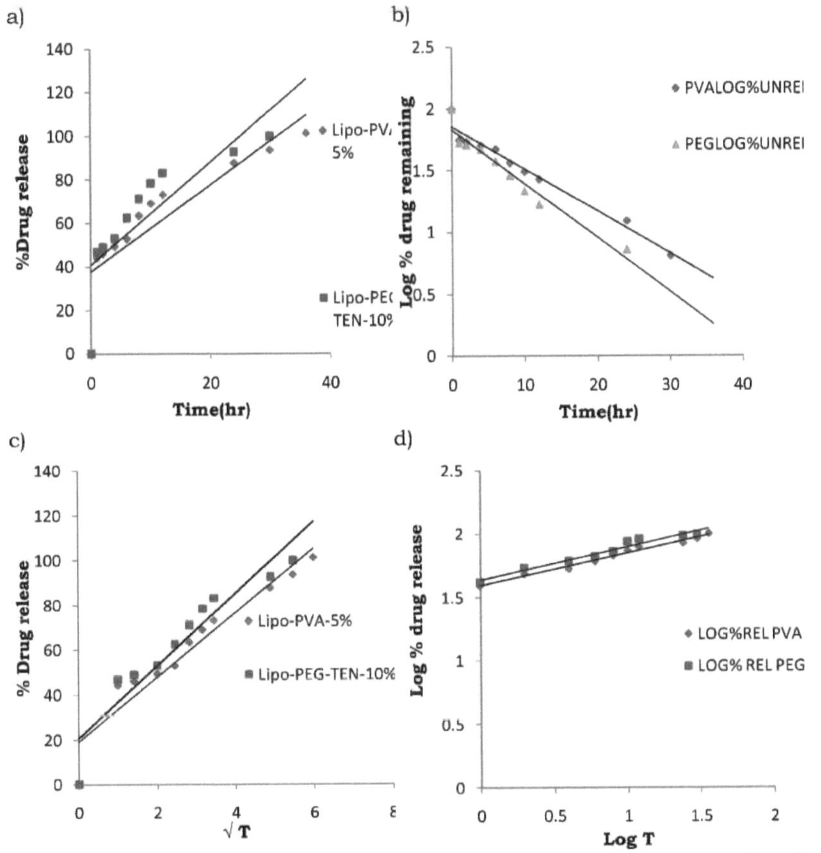

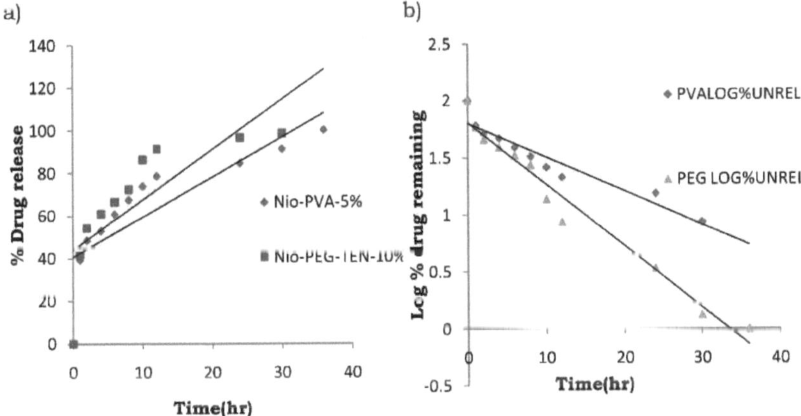

Fig.5.7.1.Gráficos de regressão linear para lipossomas de longa circulação (PEG10, 000; PVA) a)Ordem zero, b)Primeira ordem, c)Gráfico de Higuchi e d)Gráfico de Peppas

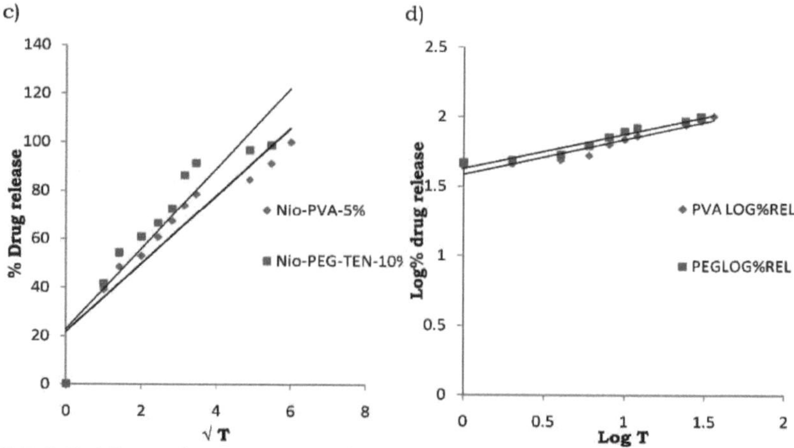

Fig.5.7.2.Gráficos de regressão linear para niosomas de longa circulação (PEG10.000 e PVA) a)Ordem zero, b)Primeira ordem, c)Gráfico de Higuchi e d)Gráfico de Peppas

5.5. Estudos de estabilidade

A estabilidade das formulações optimizadas de longa circulação foi realizada durante 3 meses à temperatura ambiente (25-30+0,5°C) e também em condições de refrigeração (2-8+0,5°C). Verificou-se que, apesar de as formulações permanecerem estáveis sem qualquer precipitação e agregação de vesículas, foi observada uma maior estabilidade em condições de refrigeração tanto para os lipossomas como para os niosomas. Os resultados foram discutidos na **Tabela. 5.9.1. a 5.9.4.**

5.9.1. Estudos de estabilidade de lipossomas de PVA de longa circulação à temperatura ambiente (25±0,5°C/60%RH)

n^{th} week	Drug content	%EE	Vesicle size	PDI
0	105.61±0.05	82.6±0.02	212±0.15	0.179±0.05
4	100.09±0.04	77.8±0.04	218±0.22	0.231±0.02
6	88.47±0.07	75.1±0.08	224±0.34	0.297±0.03
8	83.11±0.01	69.5±0.07	231±0.45	0.321±0.01
12	81.76±0.09	64.7±0.06	249±0.17	0.337±0.08

Cada valor representa a média±s.d. (n=3)

5.9.2. Estudos de estabilidade de lipossomas de PVA de longa circulação a 2-8°C

n^{th} week	Drug content	%EE	Vesicle size	PDI
0	105.61±0.05	82.6±0.02	212±0.15	0.179±0.05
4	103.81±0.05	79.4±0.08	215±0.27	0.255±0.04

6	97.54±0.07	73.4±0.02	229±0.72	0.296±0.09
8	93.12±0.04	68.4±0.05	231±0.18	0.339±0.07
12	89.79±0.01	63.5±0.04	235±0.44	0.351±0.01

Cada valor representa a média±s.d. (n=3)

5.9.3. Estudos de estabilidade dos niosomas de PVA de longa circulação à temperatura ambiente (25±0,5°C/60%RH)

n^{th} week	Drug content	%EE	Vesicle size	PDI
0	101.78±0.01	85.9±0.04	204±0.81	0.212±0.01
4	98.75±0.05	81.7±0.03	206±0.11	0.215±0.09
6	92.57±0.07	79.4±0.01	211±0.55	0.237±0.07
8	89.31±0.02	78.6±0.09	217±0.37	0.286±0.01
12	88.14±0.04	75.1±0.07	225±0.99	0.309±0.04

Cada valor representa a média+s.d. (n=3)

5.9.4. Estudos de estabilidade dos niosomas de PVA de longa circulação a 2-8°C

n^{th} week	Drug content	%EE	Vesicle size	PDI
0	101.78±0.01	85.9±0.04	204±0.81	0.212±0.01
4	100.25±0.09	81.9±0.05	207±0.33	0.237±0.04
6	99.79±0.05	79.8±0.08	210+0.74	0.294±0.01
8	97.41±0.07	77.4±0.01	214±0.15	0.327±0.06
12	95.12±0.02	74.9±0.07	220±0.97	0.341±0.07

Cada valor representa a média±s.d. (n=3)

5.6. Espectroscopia de infravermelhos com transformada de Fourier (FTIR)

O fármaco e outros excipientes, juntamente com as formulações optimizadas, foram submetidos a estudos de FTIR e os resultados obtidos foram apresentados na **Fig.5.8**

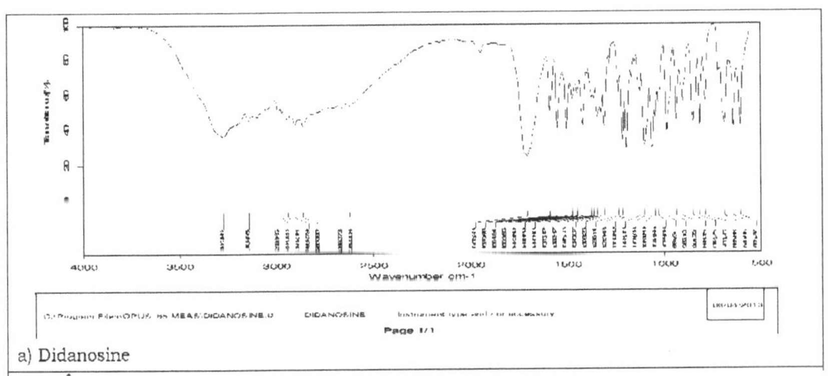

a) Didanosine

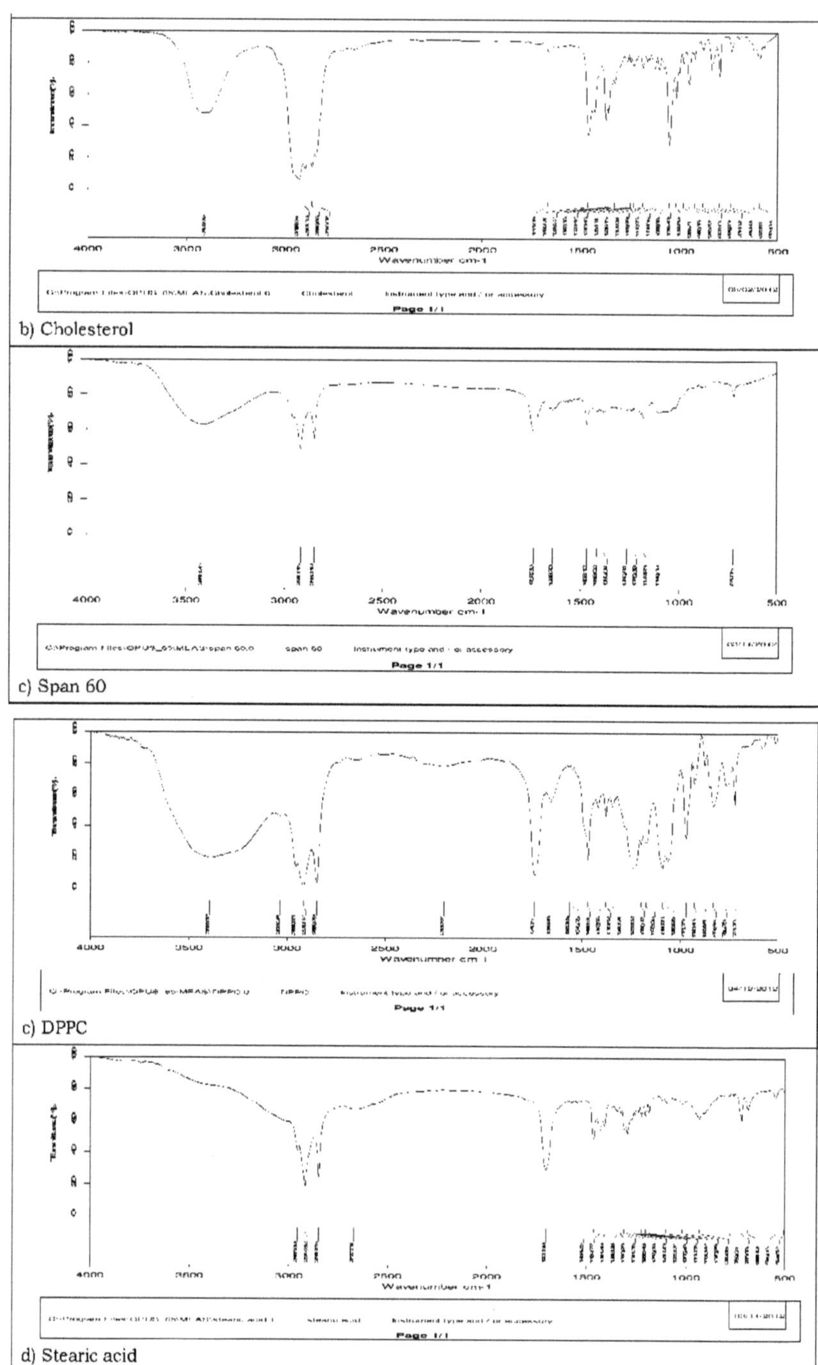

b) Cholesterol

c) Span 60

c) DPPC

d) Stearic acid

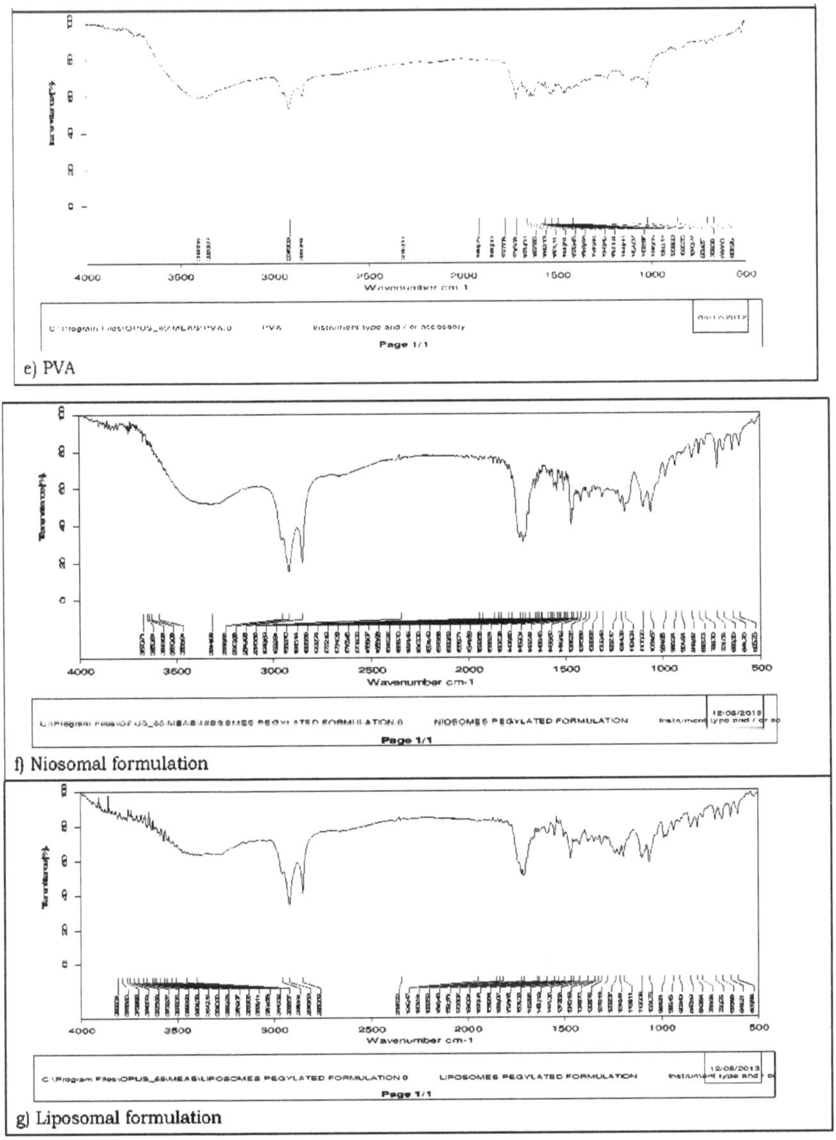

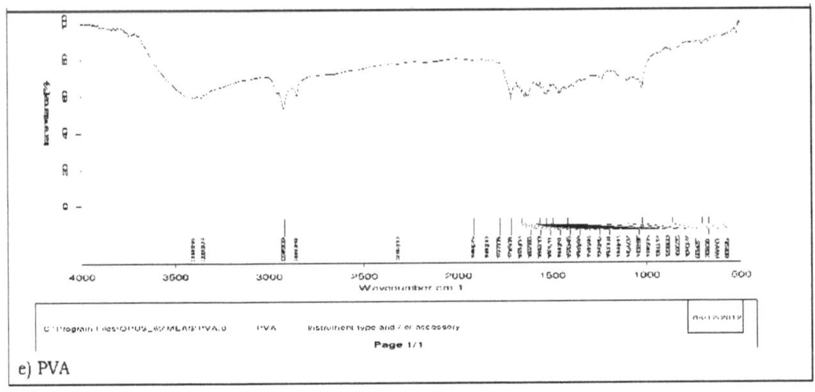

e) PVA

f) Niosomal formulation

g) Liposomal formulation

Fig.S.S. Estudos FTIR de a) Didanosina,b) Colesterol,c) Span 60,d) Ácido esteárico,e) PVA, f) Formulação niosomal, g) Formulação liposomal

Foram realizados estudos FTIR para detetar as possíveis interações entre a Didanosina e os excipientes. Teoricamente, a Didanosina dará origem a picos principais que aparecem a 3273 cm^{-1} devido a vibrações de estiramento N-H, as bandas a 2988 e 2859cm^{-1} são devidas a vibrações de estiramento C-H alifático, as bandas a 26627.3 e 26622.0Scm-'são devidas a C-H alquílico. Os picos principais para o medicamento puro foram 1590,98, 1705,23, 3273,96, 2988, 26627,3, 1235-

57

1213 e 1061-1044cm-¹.

O espetro FTIR do colesterol mostrou uma de estiramento alcoólico C-O a 1022,59 cm-¹, uma vibração de estiramento O-H a 3417,9 cm-¹, uma vibração de estiramento C-H (alifático) a 2932 cm-¹ e uma vibração de estiramento C=C a 1465cm-¹.

O espetro FTIR do DPPC mostrou estiramento alifático-CH a 2956,23, 2918,23, 2850,29 cm-¹, vibração de estiramento O-H observada a 3395,52cm-¹.

O espetro de FTIR do Span 60 mostrou um estiramento de -O (éter cíclico) a 1468 cm-¹, uma vibração de estiramento de O-H a 3418 cm-¹ , um estiramento de C=O (éster) a 1737 cm-¹.

O espetro de FTIR do ácido esteárico mostrou uma vibração de estiramento alifático C-H a 2955 cm-¹ e uma vibração de estiramento C=O (ácido) a 1703cm-¹ .

O espetro FTIR do PVA mostrou estiramento alifático C-H a 2940 cm-¹, estiramento C=O a 1715cm-¹ e estiramento da ligação C=C a 1595cm-¹.

Nas formulações lipossomal e niosomal liofilizadas, o fármaco em combinação com os excipientes não produziu uma mudança importante nos picos principais da didanosina, indicando que não há interação devido à presença dos excipientes, o que apoia a previsão teórica. Assim, a análise espetral FTIR provou a compatibilidade entre o fármaco e os excipientes.

5.7 Conclusão

Assim, ao observar os resultados do conteúdo do fármaco, da eficiência de aprisionamento e dos perfis de libertação do fármaco *in vitro*, L60:30 e N60:30 foram consideradas formulações optimizadas, que foram sujeitas à utilização de polímeros hidrofílicos como PEG 10000 e PVA. De ambos os polímeros, o PVA foi optimizado como melhor polímero do que o PEG 10.000, uma vez que apresentou uma boa distribuição do tamanho, potencial zeta e também um perfil de libertação mais longo, juntamente com uma maior estabilidade.

RESUMO E CONCLUSÃO

O medicamento selecionado para o presente estudo foi a didanosina, um inibidor da transcriptase reversa utilizado na terapia combinada do tratamento do VIH. Pertence à Classe-Ill da classificação BCS, ou seja, tem uma solubilidade elevada e uma permeabilidade baixa e, como tem uma semi-vida baixa de 1,5 horas e uma biodisponibilidade de 30-54% devido ao metabolismo hepático, a maior parte do fármaco é eliminada antes de atingir o local-alvo quando administrado por via oral. Para evitar o metabolismo de primeira passagem e aumentar a biodisponibilidade através do aumento do tempo de circulação do fármaco, foi utilizado o sistema de administração vesicular do fármaco.

Na presente investigação, as vesículas carregadas com didanosina foram preparadas utilizando o método de injeção de etanol. Sendo o DDI um fármaco hidrofílico, é encapsulado no núcleo aquoso da vesícula, pelo que foi selecionada a injeção de etanol, uma vez que ajuda a produzir vesículas unilamelares vantajosas para fármacos hidrofílicos. Estas vesículas foram caracterizadas em relação a vários aspectos físico-químicos, como o teor de fármaco, o tamanho e a distribuição do tamanho das vesículas, a eficiência do aprisionamento, a libertação do fármaco e a sua cinética.

As formulações optimizadas de ambos os lipossomas e niosomas foram submetidas a um revestimento de polímero e foram preparadas vesículas de longa circulação utilizando diferentes polímeros hidrofílicos (PEG 10.000 e PVA). Estas formulações foram novamente caracterizadas quanto ao conteúdo do fármaco, tamanho da vesícula e distribuição do tamanho, eficiência de aprisionamento, libertação do fármaco e respectiva cinética.

O teor de fármaco de todas as formulações manteve-se abaixo dos limites padrão e a % de eficiência de aprisionamento de todas as formulações manteve-se no intervalo máximo. As imagens de microscopia eletrónica de varrimento (MEV) das vesículas convencionais e furtivas mostraram vesículas esféricas na gama nanométrica, o que indica uma formação uniforme das vesículas. O potencial zeta das vesículas de longa circulação apresentou valores superiores a -30mV, o que indica que a agregação das vesículas pode ser evitada. A libertação máxima do fármaco da formulação convencional foi observada às 24 horas, tendo aumentado para 36 horas no caso das vesículas de longa circulação, que era o principal objetivo da presente investigação.

Estudos de estabilidade realizados na formulação optimizada de VCL durante 3 meses, apesar de as vesículas manterem o seu tamanho vesicular e de terem sido obtidas boas eficiências de aprisionamento sem agregação de vesículas, as vesículas armazenadas a 2-8°C mostraram uma melhor estabilidade do que as armazenadas à temperatura ambiente (25-30±0,5°C).

Foram realizados estudos de FTIR no fármaco puro, no lípido (DPPC), no span60, no colesterol, no ácido esteárico, no PVA e também nas formulações liofilizadas optimizadas de lipossomas e niosomas e os resultados não revelaram interações químicas entre o fármaco e os excipientes.

Observando o tamanho das partículas das VCL e também o aumento do tempo de libertação do fármaco, o que indica o prolongamento do tempo de permanência do fármaco na circulação sistémica, estas vesículas lipídicas e surfactantes podem ser administradas por via parentérica, obtendo-se resultados positivos. Este método de administração de fármacos pode ser utilizado como alternativa à via convencional de administração de fármacos e evita muitos efeitos adversos associados ao fármaco, como a eliminação precoce devido ao metabolismo hepático, o dumping de doses, o aumento da frequência das doses e a seleção indesejada dos órgãos.

Contribuições significativas

> O tempo de residência da didanosina foi aumentado em maior extensão quando carregada em vesículas, o que foi seguido por revestimento usando polímeros hidrofílicosPEG 10000 e PVA.

> O PVA apresentou um tempo de circulação máximo que pode ser considerado como uma contribuição significativa que permite que a DDI permaneça na circulação sistémica durante mais tempo quando administrada por via parentérica.

Âmbito futuro do trabalho

O alargamento do trabalho a estudos de cultura de células *invitro* e a estudos de atividade *in vivo* em células afectadas pelo VIH pode ajudar a desenvolver sistemas de administração de medicamentos melhores e mais compatíveis, evitando todos os deméritos associados à didanosina. A manutenção de condições assépticas durante a preparação das vesículas pode resultar num produto mais estéril e pode ser considerado apto para administração parentérica prolongada sem qualquer receio de opsonização na circulação sistémica.

Referências

1. Manconi M., Sinico C., Valenti D., Loy G., e Fadda A. M.. "Niosomas como transportadores de tretinoína. I. Preparação e propriedades. *IntJPharm* 2002; 234(1-2): 237-248

2. Johnsson M, Edwards K. Lipossomas, discos e micelas esféricas agregam estrutura em misturas de fosfatidilcolinas em fase de gel e poli (etilenoglicol) - fosfolípidos.*Biophysical Journal* 2003; 85(6): 3839-3847.

3. Beatrice H, Patrick S, Brigitte P, Jacques EP, Jean PB. Estabilidade físico-química de partículas lipídicas coloidais. *Biomaterials* 2003;24;4283-4300.

4. http:/ / www.aradigm.com/technologies_lipo.html

5. Allen T M, Hansen C. Farmacocinética de lipossomas furtivos versus lipossomas convencionais: efeito da dose. *Biochim. Biophys.* Actal991; 1068(): 133-141.

6. Allen T M, Hansen C B, De Menezes D E L.Pharmacokinetics of long circulating liposomes. *Adv. Drug Deliv* 1995; 16(2-3): 267284.

7. Antony A C, Kane M A, Portillo R M,Elwood P C Koihouse J F. Study of the role of a particulate folate-binding protein in the uptake of 5-methyltetrahydrofolate. *J. Biol. Chem.* 1985; 260(28): 14911-14917.

8. Buckton G. Interfacial phenomena in drug delivery and targeting.Switzerland:Harwood Academic Publishers; 1995.p. 1545

9. www.naturalislife.com

10. J. Senior e G. Gregoriadis, "Is half-life of circulating liposomes determined by changes in their permeability?". FEBS Letters, vol. 145, no. 1, pp. 109-114, 198

11. Uchegbul F,Vyas SP. Vesículas à base de tensioactivos não-iónicos (niosomas) na administração de medicamentos. *IntJPharm.* 1998; 172(1-2): 33-70.

12. Uchegbu I F, Florence A T. Vesículas de surfactantes não iónicos (niosomas): química física e farmacêutica. *Adv Colloid Interface Sc.* 1995; 58(1-2): 1-55.

13. Antony A C, Kane M A, Portillo R M,Elwood P C Koihouse, J F. Polyoxyethylated non-ionic surfactants and their applications in topical ocular drug delivery. *Adv Drug Deliv Rev* 2008; 60(15): 1663-73

14. Pardakhty A, Varshosaz J, Rouholamini A. Estudo in vitro de niosomas de éter alquílico de polioxietileno para administração de insulina. *Int J Pharm.* 2007; 328(6): 130-141.

15. Shtil AA, Grinchuk TM,Tee L. A expressão excessiva da glicoproteína P está associada a uma diminuição do potencial de membrana Trans mitocondrial em células de leucemia humana K562 selecionadas com doxorrubicina. *Int J Oncol.* 2000; 17: 387-392.

16. Bouwstra J A, Van Hal D A., Hofland H E J. Preparação e caraterização de vesículas de surfactantes não iónicos Colloid *Surface.Phy Eng Asp.* 1997;123: 71-80

17. Balakrishnan P, Shanmugam S, Lee W S,Lee W M, Kim J O . Formulação e avaliação in vitro de niosomas de minoxidil para uma melhor administração cutânea. *Int JPharm* 2009; 377: 1-8.

18. Bayindir Z S, Yuksel N. Caracterização de niosomas preparados com vários surfactantes não iónicos para administração oral de paclitaxel. *J Pharm Sci.* 2010; 99(): 2049-2060.

19. Nasseri B . Efeito do colesterol e da temperatura nas propriedades elásticas das membranas niosomais para administração oral de paclitaxel. *Int JPharm.* 2005; 300: 95-101.

20. Amarnath S, Uma S S. Lipossomas na administração de medicamentos: progressos e limitações. *Int JPharm.* 1997; 154(): 123-140.

21. Manconi M,Valenti D,Sinico C,Lai F,Loy G,Fadda A M. Niosomes como transportadores de tretinoína. Influência da incorporação vesicular na fotoestabilidade da tretinoína. *Int JPharm.* 2003; 260(2): 261-72

22. Mokhtar M, Amour O A, Hammed MA, Megrab N A. Efeito de alguns parâmetros de formulação na encapsulação do flurbiprofeno e nas taxas de libertação de niosomas preparados a partir de proniosomas. *Int J Pharm.1997;* 361(): 104-111.

23. BragagniaM, Menninia N, Ghelardinib C. Effect of some formulation parameters on flurbiprofen encapsulation and release rates of niosomes prepared from proniosomes . *J Pharm Pharm. Sci* 2012; 15(1): 184-96

24. Hunter C A, DolanT F,Coombs G H, BaillieA J. Vesicular systems (niosome and liposomes) for delivery of sodium stibo gluconate in experimental murcine visceral leishmaniasis. *J Pharm Pharmacol.* 1988; 40(1): 161-165.

25. Maruyama K. Imunolipossomas de longa circulação em modelos animais.<7Liposome *Res. 1997;* 7:363-389

26. Maruyama K, Takizawa T,Yuda T, Kennel J S, Huang L, Iwatsuru M.Targetability of novel immunoliposomes modified with amphipathic poly (ethylene glycol) s conjugated at their distal terminals to monoclonal antibodies. *Biochim Biophya Ata.1995;* 74-80.

27. Jazin R K. Barreiras vasculares e intersticiais à administração de agentes terapêuticos em tumores. . *Cancer Metastasis Reviews* 1990; 9(): 253-66.

28. Yuan, F., Dellian, M., Fukumura, D., Leunig, M., Berk, D. A., Torchilin, V. P., e Jain, R. K. Vascular permeability in a human tumor xenograft: molecular size dependence and cutoff size. . *Cancer Research* 1995; 55(): 3752-6.

29. Iwai K, Maeda H, Konno T. Utilização de um meio de contraste oleoso para o direcionamento seletivo de fármacos para o tumor: efeito terapêutico melhorado e Imagem de raios X. *J Can Res* 1984; 44(): 2115-21.

30. Matsumura Y, Maeda H. Um novo conceito para a terapêutica macromolecular na quimioterapia do cancro: mecanismo de acumulação tumoritrópica de proteínas e o agente antitumoral smancs. *J Can Res1986;* 46(): 6387-92.

31. Maeda H, Wu J, Sawa T, Matsumura Y, Hori K.. Tumor vascular permeability and the EPR effect in macromolecular therapeutics: a review. *J of Con Rei* 2000; 65(1-2): 271-84.

32. lien C, Dos Santos N, Gallagher R, Chiu GN, Shu Y, Li WM, V. P., e Jain, R. K. Controlo do comportamento físico e do desempenho biológico das formulações de lipossomas através da utilização de poli(etilenoglicol) enxertado à superfície. *Biosci Rep* 2002; 22(2): 225-50.

33. Duncan R, Spreafico F. Polymer conjugates. Considerações farmacocinéticas para a conceção e desenvolvimento. *Clin Pharmacokinet. 1994'.* 27(4): 290-306.

34. Roberts MJ, Harris JM. A ligação de poli (etilenoglicol) degradável a proteínas tem o potencial de aumentar a eficácia terapêutica. *JPharm Sci* 1998; 87(11): 1440-5.

35. Harris JM, Martin NE, Modi M.. A ligação de poli (etilenoglicol) degradável a proteínas tem o potencial de aumentar a eficácia terapêutica. *Clin Pharmacokinet* 2001; 40(7): 539-51.

36. Harris JM, Martin NE, Modi M.. The dawning era of polymer therapeutics. *Nat Rev Drug Discov* 2003; 2(5): 347-60.

37. Yang C M, Plackett D , Needham D , Burt HM. Formulações de microesferas de PLGA e PHBV e caraterização do estado sólido: Possible Implications for Local Delivery of Fusidic Acid for the Treatment and Prevention of Orthopaedic Infections (Possíveis implicações para a administração local de ácido fusídico no tratamento e prevenção de infecções ortopédicas). *Nat Rev Drug Discov* 2007; 20(7): 1644- 1656.

38. Bhaskaran S, Lakshmi PK. Avaliação comparativa de formulações de niosomas preparadas por diferentes técnicas. *Ata Pharm Sci.* 2009; 51(2): 27-32.

39. Khandare J N, Madhavi G, Tamhankar B M. Niosomes como novo sistema de administração de medicamentos. *The Eastern Pharmacist* 1994; 37(): 61-64.

40. Chauhan S, Luorence M J. Preparação de vesículas de tensioactivos não iónicos contendo polioxietileno. *J Pharm Pharma col* 1994; 41(): 61-64.

41. Schiffelers R M, Bakker-Woudenberg I A,Storm G. Localização de lipossomas estabilizados estericamente na pneumonia experimental de Klebsiella pneumoniae de rato: dependência da cinética de circulação e da presença de revestimento de poli(etileno) glicol. *Biochim. Biophys.* Actn2001; 1468(): 253-261.

42. Shahiwala A, Misra A.. Estudos sobre a aplicação tópica de nimesulida aprisionada por via niosomal. *J PharmPharmSci.* 2002; 5(3): 220-5.

43. Frank L S, Huang L. Produção em grande escala de lipossomas catiónicos DC-Chol por microfluidização. *Int J Pharm.* 1996; 144(2): 1319.

44. Martinez E, Milinkovic A, de Lazzari E, Ravasi G, Blanco JL, Larrousse M, Mallolas J, Garcia F, Miro JM, Gatell JM. Formulações de microesferas de PLGA e PHBV e caraterização do estado sólido: Possible Implications for Local Delivery of Fusidic Acid for the Treatment and Prevention of Orthopaedic Infections (Possíveis implicações para a administração local de ácido fusídico no tratamento e prevenção de infecções ortopédicas). *Lancet.* 2004; 364(9428): 65-

7.45.

45. Alemayehu T, Nisha M J, Palani S, Anish Z, Zelalem A. Nios[...] administração de medicamentos direcionados: alguns avanços recent[...] *Pharm Sci Res.* 2010; 1: 1-8

46. Lawrence M J, Chauhan S, Lawrence S M, Barlow D J. A for[...] caraterização e estabilidade de vesículas de surfactantes não-iónicos[...] *Pharm Sci* 1996; 1(): 49-60.

47. Mahale NB, Thakkar PD, Mali RG, Walunj DR, Chaudhari SR.. Niosor[...] novos sistemas vesiculares estáveis não iónicos de libertação sustentada - u[...] visão geral. *Adv Colloid Interface Sci.* 2012; 54(4): 183-184.

48. Ibrahim AA , Amel YA. Lipossomas de aciclovir para administração sistémic[...] intranasal: desenvolvimento e avaliação farmacocinética. *Drug delivery* 2008[...] 15; 313-321.

49. Biswajit M, Balaram P, Buddhadev , Arup M. Libertação sustentada de aciclovir a partir de nano-lipossomas e nano-niosomas: um estudo invitro. *Intj nanomedicine 2007;2(2) ;213-225.*

50. Allen C, Dos Santos N, Gallagher R, Chiu G. N. C.ShuY. Controlando o comportamento físico e o desempenho biológico das formulações de lipossomas através do uso de poli (etileno glicol) enxertado na superfície. *Biosci Rep. 2002;* 22(2): 225-50.

51. Constantinides PP, Chaubal MV, Shorr R. Advances in lipid nanodispersions for parenteral drug delivery and targeting. . *Adv Drug Deliv Rev.* 2008; 60(6): 757-67.

52. Martin C Woodie Genta Inc., 3550 General Atomics Ct., San Diego,CA 92121,EUA

53. Dubey V, Nahar M, Mishra D, Mishra P, Jain NK. Lipossomas estruturados na superfície para entrega específica no local de um agente antiviral - indinavir. *J Drug Target* 2011; 19(4): 258-69.

54. Gref R,DombbA., QuellecaP, BlunkcT , Miillerd RH , Verbavatze JM,LangeR. A administração intravenosa controlada de fármacos utilizando nanoesferas estericamente estabilizadas revestidas com PEG. *Adv Drug Delv Rev* 1995; 16(2-3): 215-233.

55. Xiaomei M, Zhong Z. Preparação e propriedades de lipossomas estabilizados com poli(álcool vinílico). *Int J Pharm* 2006; 318 (1-2): 5561.

56. Hirofumi T. Polymer coating of liposomes with a modified polyvinyl alcohol and their systemic circulation and RES uptake in rats. *J Control Release* 2000; 68(2): 105-205.

57. Shehata T. Prolongamento do tempo de residência do lipossoma através da modificação da superfície com uma mistura de polímeros hidrofílicos. *Int J Pharm* 2008 9;359(1-2):272-9.

58. Perry CM, Balfour J A. Didanosine: an update on its antiviral activity, pharmacokinetic properties and therapeutic efficacy in the management of HIV disease. Drugs. 1996; 52(12): 928-962.

59. www.drugbank.com

60. www.matreya.com/dmpt/data folha

:/sds

./chemical productproperty_EN_CB2783774. htm.

...lland21 .com/lifescience/phar/ cholesterol, htm.

...elab. com/msds.phpmsdsid=9927609

...ore/peg 10000/sds

...ipore/pva/ sds

...ar P, Ajay G, Sharma P. Desenvolvimento e validação do método para a estimativa do aciclovir na forma de dosagem farmacêutica. ...ore 2011; 2 (4); 210224.

... M, Balaram P, Buddhadev , Arup M. Libertação sustentada de ... a partir de nano-lipossomas e nano-niosomas: um estudo invitro. *Intj ...edicina 2007;2(2) ;213-225*

...w.malvern.com/zetasizer

Zetapotencial de nanopartículas. VI. l;www.nanocomposix.com

Lakshmi Narashimhan R, Shilpee S, Swaminathan S, Udaykumar R, Uma Maheswari K Investigação sobre a estabilidade de lipossomas carregados com saquinavir: Implicações em termos de furtividade, caraterísticas de libertação e citotoxicidade. *Int JPharm 2012;* 431 ;120- 129

72. Yang, Juan , Guangji W. Avaliação in vitro e in vivo de lipossomas modificados com mpeg- pla carregados com ácido glicirretínico. *Int j pharm* 2008; 356; 274-281

73. Modelação e comparação de perfis de dissolução paulo costa*, jose' manuel sousa lobo; *Ear J Pharm Sci* 2001;13 ; 123-133.

74. John JB, Lonnie DR . Princípios e técnicas de microscopia eletrónica para biólogos. 2nd ed. Sadbuiy, massachussets: janes and bartlett publishers; 1998; 132-133.

75. Espectroscopia, Donald LP, Gary ML, George SK, James RV. *Infrared, spectroscopy,* 26-92,5th ed.

76. *Teoria e prática da farmácia industrial:* 3.ªedição liberman ha, lachmann 1, joseph Ik. Estudos de pré-formulação, 190-194

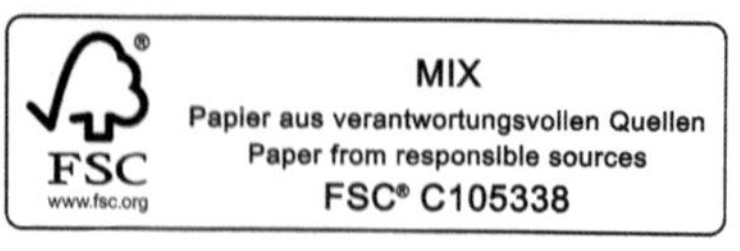

Printed by Books on Demand GmbH, Norderstedt / Germany